DIE DIGITALIS
UND IHRE THERAPEUTISCHE ANWENDUNG

IM AUFTRAGE
DES NIEDERLÄNDISCHEN REICHSINSTITUTES FÜR
PHARMAKOTHERAPEUTISCHE UNTERSUCHUNGEN

BEARBEITET VON

DR. U. G. BIJLSMA
PROFESSOR DR. A. A. HIJMANS VAN DEN BERGH
PROFESSOR DR. R. MAGNUS
DR. J. S. MEULENHOFF
DR. M. J. ROESSINGH

AUTORISIERTE DEUTSCHE ÜBERSETZUNG

VON

PROFESSOR DR. P. NEUKIRCH

MIT 32 ABBILDUNGEN
UND EINEM BILDNIS

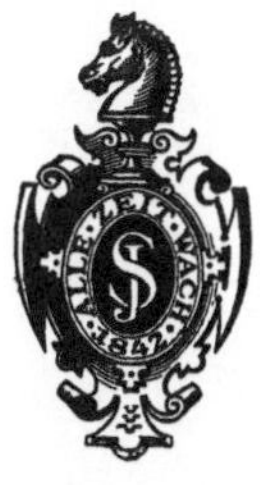

BERLIN
VERLAG VON JULIUS SPRINGER
1923

ISBN-13:978-3-642-89157-1   e-ISBN-13:978-3-642-91013-5
DOI: 10.1007/978-3-642-91013-5

Vorwort.

Zweck und Arbeitsweise des Niederländischen „Rijks Instituut voor pharmaco-therapeutisch onderzoek".

Auf Ersuchen der Niederländischen Vereine zur Förderung der Heilkunde und der Pharmazie gründete die Niederländische Regierung im Jahre 1920 ein „Rijks-Instituut voor pharmaco-therapeutisch onderzoek".

Dieses Institut übernimmt selbständig oder auf Veranlassung des betreffenden Ministers Untersuchungen über Arzneimittel, welche der Vorstand oder der Minister für notwendig erachten. Es hält sich auf dem Laufenden über die Zusammensetzung von nicht in der Pharmakopöe enthaltenen Arzneimitteln, wie auch soviel als möglich über neue Erfindungen auf dem Gebiete der Heilmitteldarstellung im In- und Ausland.

In den Vorstand wurden 7 ordentliche und 14 außerordentliche Mitglieder berufen, wodurch eine Vertretung für die verschiedenen Aufgaben der Heil- und Arzneimittelkunde erzielt wurde. Der Vorsitzende der Reichs-Pharmakopoe-Kommission wurde auch zum Vorsitzenden des Vorstandes des neuen Instituts ernannt.

Der Vorstand wird in seiner Aufgabe unterstützt durch Untersucher (Kliniker, Pharmakologen, Bakteriologen, Apotheker), die unter Leitung eines Vorstandmitgliedes in den vorhandenen Kliniken oder Laboratorien arbeiten. Hierdurch wird erreicht, daß die Organisation nicht kostspielig ist und keine besonderen Gebäude für das Institut erforderlich sind. So weit es für besondere Zwecke notwendig, nimmt das Institut die Hilfe von Spezialisten in Anspruch.

Zunächst beschränkte sich das Institut auf die Untersuchung und Beurteilung von Arznei- und Geheimmitteln. Die Ergebnisse hiervon wurden in vier Mitteilungen niedergelegt, die zweifellos von Nutzen waren. Sie wurden in großen Mengen verteilt (unter anderem an alle holländischen Ärzte und Apotheker) und werden auch in Zukunft fortgesetzt.

Ferner läßt das Institut Monographien bearbeiten, die für Arzt und Apotheker das über wichtige Arzneimittel für die Praxis Wichtige zusammenfassen.

Bisher erschienen in dieser Reihe:

Die Digitalis und ihre Anwendung 1922.

Äthylhydrocuprein und Chenopodium-Öl 1922.

Salvarsan und verwandte Präparate. 1922.

Chinin und Chinidin bei Herzkrankheiten. 1923.

Monographien über neuere Wundantiseptica und über Laxantien sollen bald folgen.

Es schien mir wünschenswert der von Herrn Professor Neukirch besorgten deutschen Übersetzung unserer Digitalismonographie ein paar einleitende Worte vorauszuschicken, um die deutschen Ärzte und Apotheker mit dem Institut bekannt zu machen und der deutschen Bearbeitung Glück zu wünschen.

Leiden, Mai 1923.

Der Vorsitzende
des niederländischen Reichsinstituts für pharmakotherapeutische
Untersuchungen

L. van Itallie.

Inhaltsverzeichnis.

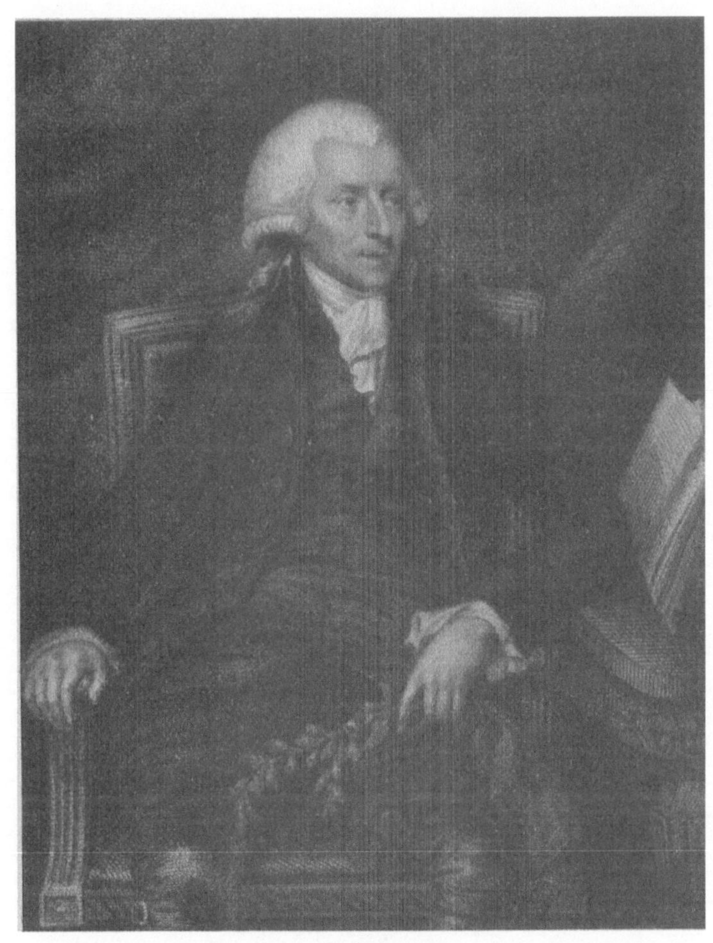

William Withering (1741—1799).

Nach einem Gemälde von C. F. Breda.

I. Einleitung.

Diese Abhandlung soll dem praktischen Arzt beim Studium und der Anwendung des roten Fingerhuts den Weg weisen. Die beste Einleitung für eine solche Arbeit scheint uns die WITHERINGsche Abhandlung aus dem Jahr 1785 zu sein, in der der unsterbliche Entdecker des Heilmittels über seine Beobachtungen berichtet. Seine Ausführungen sind so treffend, so kritisch und so vollständig, daß sie auch heute noch den Kern unserer Kenntnisse über Digitalis bilden. Die Wiedergabe einiger Abschnitte aus WITHERINGS Buch möge darum der Darlegung unserer modernen Anschauungen vorausgehen[1]).

„So wie die sinnlichen Kennzeichen der Pflanzen, wie Farbe, Geruch und Geschmack nur geringe Beziehung zu den Krankheiten haben, zu deren Heilung sie dienlich sind, so haben auch ihre besonderen Kräfte keine bestimmte Verwandtschaft mit ihrer äußerlichen Gestalt. Ihr chemische, durch Feuer angestellte Untersuchung, wobei man mit unendlich großem Zeitverlust und vieler Arbeit doch zu keiner nützlichen Entdeckung hat gelangen können, ist schon längst einstimmig verworfen worden. Vielleicht wird man noch andere Wege der Untersuchung ausfindig machen, auf welchen man seine Absicht besser erreichen kann. Es ist nur zu bedauern, daß wir bisher nur so kleine Fortschritte in der chemischen Untersuchung tierischer und aus dem Pflanzenreich genommener Substanzen gemacht haben. Man wird also die Kräfte der Pflanzen kennen lernen müssen: entweder aus ihren Wirkungen, die sie bei Insekten und vierfüßigen Tieren zu erkennen geben, oder aus der Analogie, die man von den bekannten Kräften einiger Pflanzen, die von gleicher Art sind, hergeleitet hat, oder man erfährt auch ihre Kraft und Wirkung aus der empirischen Anwendung und dem Gebrauch des Volks.

Die erste Methode ist heutzutage nicht sehr gebräuchlich; durch die andere können wir erst dann einige Sicherheit erlangen, wenn wir der Entdeckung eines wahren und unumstößlichen Natursystems noch näher gekommen sein werden: allein die letzte Methode der Entdeckung, so weitläufig sie auch ist, steht jedermann offen, der nur ohne Vorurteil Belehrung annehmen will.

---

[1]) Zitiert nach der deutschen Übersetzung des Dr. MICHAELIS von 1786.

Schon im Jahre 1775 wurde ich um meine Meinung wegen eines Familienrezepts gefragt, das man mit großem Nutzen zur Kur der Wassersucht gebrauchte. Es wurde mir erzählt, wie eine gewisse alte Frauensperson in Shropshire gedachtes Rezept schon lange als ein Geheimnis gehalten und damit sehr viele Wassersüchtige geheilt hätte, die von ordentlichen Ärzten als unheilbar aufgegeben worden wären. Man sagte mir dabei, daß die Wirkungen dieses Mittels in heftigem Brechen und Purgieren bestanden hätten. Denn die urintreibenden Kräfte derselben waren gänzlich unbemerkt geblieben. Dies Rezept war aus mehr denn zwanzig Kräutern zusammengesetzt; allein dem erfahrenen Arzte war es nicht schwer, sogleich einzusehen, daß unter der ganzen Mischung keine andere Pflanze als nur der Fingerhut obgedachte Wirkungen habe verursachen können.

Mein würdiger Vorgänger in meinem Amte, der leutselige und scharfsinnige Dr. SMALL, hatte sich zur Gewohnheit gemacht, täglich eine Stunde festzusetzen, in der er den Armen in ihren Krankheiten Rat erteilte. Diese Gewohnheit, die ich so lange fortsetzte, bis wir ein eigenes Hospital für die Armen eingeräumt bekamen, gab mir gute Gelegenheit, meine Ideen in Ansehung des Fingerhutes in einer Menge von Fällen in Ausübung zu bringen; denn die Anzahl solcher armen Kranken, die sich meines Rates bedienten, belief sich jährlich auf mehr als zwei- bis dreitausend Personen. Bei dieser Praxis fand ich, daß der Fingerhut ein sehr wirksames urintreibendes Mittel sei: damals aber, und eine geraume Zeit hernach, wendete ich es noch in viel zu starken Gaben an und setzte auch dessen Gebrauch zu lange fort; denn ich wurde durch das Urteil über die Wirkungen der Meereszwiebel irregeführt, indem dieselbe am stärksten auf die Nieren wirkt, wenn sie Ekel, Übelkeit und Neigung zum Brechen erregt, und ich wollte folglich dieselbe Wirkung durch den Fingerhut hervorbringen. Bei dieser Art meiner damaligen Verordnungen, wo ich in einer, höchstens in zwei Stunden so eine große Anzahl Kranke mit meinem Rat versehen sollte, wird man wohl nicht erwarten, daß ich mich auf besondere Umstände hätte einlassen, noch viel weniger alle die vorkommenden Fälle niederschreiben können; ich finde auch nur zwei bis drei Fälle, wo das Mittel kräftig gewirkt hatte, in meinem Tagebuch aufgezeichnet. Eben dergleichen Versuche hatten mich veranlaßt, in der im folgenden Frühling herausgegebenen Abhandlung über gewisse Pflanzen kühn zu behaupten, „daß der purpurrote Fingerhut weit mehr Aufmerksamkeit verdiene, als ihm die heutige Praxis gewährt".

Dessenungeachtet aber hatte ich die Pflanze noch nicht zum regelmäßigen Gebrauch in unser Hospital eingeführt; es ereignete sich aber ein Umstand, der meinen Entschluß beschleunigte. Mein wahrer und verehrungswürdiger Freund Dr. ASH schrieb mir, daß Dr. CAWLEY zu Oxford von einer Brustwassersucht durch ein empiri-

sches Mittel, nämlich durch die Wurzel des Fingerhutes befreit
worden wäre, nachdem einige der größten Ärzte unserer Zeit gesagt
hatten, daß sie zu seiner Rettung nichts weiter zu tun vermöchten.

Dieses erweckte in mir den festen Entschluß, meine schon ehe-
dem gehabten Ideen weit lebhafter als zuvor zu verfolgen; ich fand
aber gar bald, daß bei dem Gebrauche der Wurzel einer zweijährigen Pflanze viel Unzuverlässigkeit wäre, und ließ mich also
von dem Gebrauche der Blätter des Fingerhutes nicht abbringen.
Ich nahm wahr, daß die Gabe derselben sehr unterschieden und nach
verschiedenen Jahreszeiten eingerichtet werden müßte; ich hoffte aber,
daß, wenn die Blätter in einem und demselben Zustande, nämlich
wenn die Pflanze zur Zeit der Blüte gesammelt und sorgfältig getrocknet würde, ihre Gabe ebenso gewiß bestimmt werden könnte,
als die irgendeiner jeden anderen Arznei; und meine Hoffnung hat
mich auch nicht betrogen. Je mehr ich nun die großen und vor-
trefflichen Wirkungen dieser Pflanze wahrnahm, desto mehr schien
es mir nötig zu sein, ihre Dosen nach der möglichsten Vollkommen-
heit und Genauigkeit zu bestimmen. Ich zweifelte, daß der Grad einer
recht genauen Bestimmung in einer Abkochung der Blätter zu erlangen sein würde, indem dies nicht allein von der Sorgfalt derer,
die das Decoct bereiten, abhängt, sondern es auch leicht aus der
Analogie einer anderen, in diese nämliche natürliche Ordnung gehörige Pflanze, des Tabaks, zu ersehen war, daß ihre Kräfte durch
langes Kochen verloren gehn.

Das Decoct wurde also abgeschafft und an dessen Stelle der
Aufguß eingeführt. Nachher habe ich auch die Blätter als Pulver
zu brauchen angefangen, doch aber fahre ich noch immer fort, den
Aufguß der Blätter sehr oft zu verordnen.

Die Erfahrung hat mich in der Folge belehrt, daß die urintreibenden Wirkungen dieses Mittels nicht von der erweckten Übelkeit
oder der Neigung zum Brechen herrühren, sondern daß, wenngleich
die vermehrte Absonderung des Urins öfters danach erfolgt oder
auch neben diesen Umständen fortdauert, sie doch so wenig zuträg-
lich und noch weniger notwendig sind, daß ich sogar oftmals gefunden habe, daß der reichliche Abgang des Urins unterbrochen
worden ist, wenn die Gaben des Mittels unvorsichtigerweise bis zur
Erweckung des Ekels und der Übelkeit verstärkt worden waren.

Wenn das Mittel purgierte, hörte meistens die urintreibende
Wirkung auf; wenn sich aber dieses ereignete, durfte ich nur dem
Fingerhut etwas Opium zusetzen, so wurde auch die heftige Wirkung
auf die Gedärme bald wieder gemindert."

Withering gibt nun kurz die Geschichte seines Heilmittels in der
ärztlichen Praxis wieder. Dann beschreibt er in einem Kapitel, das
den größten Teil des Buches einnimmt, die Krankheitsfälle, bei denen

er Digitalis verschrieb, und teilt schließlich die ihm von anderen
Ärzten überlassenen Berichte über die Anwendung des Mittels mit.

In einem kurzen Kapitel werden weiterhin die Präparate und ihre
Dosierung beschrieben, wobei er immer wieder mit Nachdruck vor
zu hohen Dosen warnt. Es lohnt der Mühe, aus diesem Kapitel noch
einige Leitsätze wiederzugeben:

„Der Scharfsinn und der Erfindungsgeist des Menschen ist zu
allen Zeiten geneigt gewesen, die Gestalten und Verbindungen der
Arzneimittel zu vervielfältigen. Daher haben wir auch so mancherlei
bald mit dem stärksten Weingeist, bald mit bloßem Wein, bald auch
nur mit Essig gemachte Tinkturen; Extrakte von dicker starker und
steifer, auch von weicher schwacher und halb flüssiger Konsistenz;
Sirupe, die mit Zucker, andere, die mit Honig bereitet sind; anderer
unzähliger Arten von Arzneimitteln nicht zu gedenken. Allein je
mehr wir die Formen oder Gestalten der Mittel vervielfältigen, desto
mehr müssen wir uns bemühen, ihre rechte Dose zu bestimmen. Ich
mache daher auch keine geringe Einwendung gegen einige dieser
Zubereitungen, die das Extrakt enthalten und welche nach der Art
und Beschaffenheit ihrer Bereitung immer ungewiß in ihren Wirkungen
sein müssen: Und hat denn ein Mittel, dessen stärkste Dose drei
Gran in Substanz ist, erst nötig, in ein Extrakt verwandelt zu
werden?“

Es folge ein Auszug aus dem Kapitel: „Effects, Rules and Cau-
tions“.

„Wenn der Fingerhut in sehr starken und zu geschwind hintereinander gehäuften Dosen gegeben wird, so verursacht er Übelkeit,
Brechen, Purgieren, Schwindel, Dunkelheit des Gesichts, Vermengung
der Farben in den Objekten, und es kommt dem Kranken alles
grün und gelb vor; ferner erfolgt vermehrte Absonderung des Urins,
mit oftmaligen Unterbrechungen desselben, bisweilen auch mit einem
Unvermögen, ihn an sich zu halten; ferner auch eine Unterdrückung
des Pulses, die so weit geht, daß nur 35 Schläge in einer Minute
geschehen, kalte Schweiße, Zuckungen, tödliche Ohnmachten, ja der
Tod selbst [1].

Wird aber das Mittel in minder starken Dosen gebraucht, so
spürt man auch die meisten der erwähnten Zufälle in schwächerem
Grade: und die Beobachtung lehrt, daß die Übelkeit bei einer gewissen Dose des Mittels, wenn man dessen Gebrauch aussetzt, eben
nicht lange aushält. Der Urinfluß geht öfters vor der Übelkeit her,
bisweilen entsteht er mit derselben zugleich, und oftmals erfolgt er
erst, wenn die Übelkeit schon etliche Tage gedauert hat, und wird
nicht selten durch die Übelkeit selbst unterbrochen. Diese von dem

---

[1] Ich bin noch ungewiß, ob das Mittel nicht auch bisweilen einen häufigen
Speichelfluß erweckt.

Mittel verursachte Übelkeit ist außerordentlich von der unterschieden, welche von einer anderen Arznei entsteht; sie macht den Patienten besonders niedergeschlagen und ängstlich; sie vergeht und kommt auch mit gleicher Stärke wieder, und das dauert auf solche Art drei bis vier Tage fort, wobei sie bald viele, bald nur wenige Stunden aussetzt.

Diese Beschwerlichkeiten werden aber insgemein durch die Rückkehr einer Eßlust ersetzt, die größer ist, als die Patienten vor dem Gebrauch des Mittels gehabt haben.

Doch sind eben nicht alle diese Beschwerden unumgänglich notwendig. Öfters sind es Folgen unserer Unvorsichtigkeit, welche in gleichen Umständen allermeist ein jedes wirksames und kräftiges Arzneimittel, dessen wir uns bedienen, begleiten würden.

Hoffentlich wird der Leser von der rechten Dose einen noch deutlicheren Begriff aus der folgenden umständlichen Anzeige der von mir selbst gemachten Verbesserung bekommen, als aus den bloßen bisher gegebenen Regeln.

Anfänglich glaubte ich, es wäre notwendig, daß eine Übelkeit entstehen und anhalten müßte, wenn man sich der urintreibenden Wirkungen versichert halten wollte.

Ich wurde aber gar bald belehrt, daß bei einmal erweckter Übelkeit es nicht nötig wäre, das Mittel weiter fortzusetzen, oder bald zu wiederholen, da es nur gar zu gewiß war, daß dieselbe in kürzeren oder längeren Zwischenräumen sich wieder einstellte.

Daher gab ich meinen Patienten immer diese Verordnung, das Mittel so lange fortzusetzen, bis sie Ekel oder Übelkeit verspürten, alsdann aber mit dessen Gebrauch innezuhalten. Aber es schien, als wenn die urintreibende Wirkung sich zuerst einstellte; gleichwohl aber auch bisweilen, wenn Übelkeit oder Purgieren dazukam, unterdrückt wurde.

Ich mußte also meine Verordnung dahin abändern: das Mittel wird so lange fortgesetzt, bis der Urin häufig zu gehen anfängt, sich Übelkeit oder Purgieren einstellt.

Bei dieser Verordnung war ich zwei bis drei Jahre ganz sicher gegangen; aber mit der Zeit kamen Fälle, wo der Puls sehr verändert wurde und so äußerst langsam schlug, daß man notwendig dadurch in Unruhe gesetzt werden mußte, ohne daß sonst ein anderer Zufall vorherging.

Nun mußte ich also diesem zufolge meine Verordnung so einrichten, daß ich auch Rücksicht auf den Puls nahm. Es war daher um desto mehr nötig, darauf zu sehen, daß das Mittel nicht zu geschwind hintereinander genommen würde, sondern daß man einer jeden Dose gehörige Zeit ließe, ihre Wirkung zu tun, weil es sonst gar leicht geschehen könnte, daß eine schädliche, ja wohl tödliche Menge von dem Mittel genommen werden möchte, ehe eines von

den Zeichen sich äußerte, welches die Fortsetzung des Mittels ver-
bieten sollte.

Man lasse also das Mittel in den Dosen, die ich oben
bestimmt, und in den Zeiträumen, die ich vorgeschrieben
habe, brauchen; es auch so lange fortsetzen, bis dasselbe entweder auf die Nieren, oder auf den Magen, oder
Puls, oder auf die Gedärme seine Wirkung äußert: man
lasse es aber, wenn sich nur einer von diesen Umständen melden will, unverzüglich aussetzen.

Unter diesen Bestimmungen bin ich gewiß versichert, der Patient
wird bei der Anwendung des Mittels gar keine Gefahr laufen, noch
der Arzt in seiner Erwartung betrogen werden.

Wenn das Mittel purgierende Wirkung tut, so erlangt man selten
den gesuchten Endzweck.

Es müssen die Patienten während der Operation des Mittels zu
fleißigem Trinken angehalten werden. Ich bin der Meinung, sie
wegen des Getränkes ihrer eigenen Wahl zu überlassen und ihnen
auch in Ansehung der Menge keine Vorschrift zu geben, als: je
mehr, je besser. Man muß diesen Umstand ja nicht vergessen, indem die meisten Patienten in dem Vorurteil stehen, man müsse in
der Wassersucht recht wenig trinken, weil sie durch viel Getränke
die Krankheit zu verstärken glauben.

In den Fällen der allgemeinen Geschwulst über den ganzen
Körper (Anasarca) und in der Bauchwassersucht, wenn man schwache
Patienten vor sich hat und die Ausleerung der Wasser (wie bisweilen
geschieht) plötzlich erfolgt, muß man auch um ihrer Sicherheit willen
immer schickliche Bandagen in Bereitschaft haben.

Wenn die Wasser nicht gänzlich auf einmal ausgeleert werden, so
ist es am besten, man setzt das Mittel einige Tage aus, damit der
Körper indessen durch Nahrung und erquickende Arzneimittel wieder
gestärkt werde. Doch die Wahrheit zu gestehen, so haben in dergleichen Fällen die stärkenden Mittel meine Hoffnung immer getäuscht.

Demzufolge, was mir einige Fälle in diesem letzten Jahre (1785)
gezeigt haben, bin ich gänzlich der Meinung, daß man eine Wassersucht nach und nach zu heben, den Fingerhut nur in schwachen,
nämlich zwei bis drei Gran starken Dosen anzuwenden Ursache hat,
da auch gewiß keine anderen als gelinde urintreibende Wirkungen erfolgen und diese bis zur gänzlichen Vollendung der Kur dieser sonst
widrigen Krankheit fortdauern werden.“

Praktische Schlüsse.

„Ich möchte meine noch unerfahrenen Leser gerne wider allen
Nachteil sichern, den die in dieser Abhandlung erzählten Fälle, welche
wegen der Neuheit des darin angeführten Hilfsmittels sehr auffallend
sind, veranlassen könnten, besonders wenn sie sich von demselben

eine zu hohe Vorstellung machen wollten. Ich bitte daher einige wenige Schlüsse, welche die Erfahrung völlig bestätigen wird, zu bemerken:

1. Daß der Fingerhut kein allgemein urintreibendes Mittel ist.

2. Daß er aber gemeiniglich diese Wirkung mehr als ein jedes andere leistet.

3. Daß er in den Fällen, wo alle anderen Mittel fruchtlos angewendet worden sind, öfters noch wirksam ist.

4. Daß im Fall, daß dieses Mittel fehlschlägt, an gar kein anderes mit Hoffnung eines glücklichen Erfolges zu denken sei.

5. Daß in bestimmten Dosen und nach der Methode, wie ich sie in dieser Schrift gelehrt habe, das Mittel sich in seinen gelinden urintreibenden Wirkungen so erweisen wird, daß es weniger Unordnung oder Bewegung im Körper verursacht als Meerzwiebel oder irgendeine andere wirksame Arznei nur immer veranlassen kann.

6. Daß in dem Fall, wenn Wassersucht mit Schlagfluß verbunden ist, die Eingeweide krank oder sonst verwickelte Krankheitsumstände vorhanden sind, weder der Fingerhut noch sonst ein anderes urintreibendes Mittel mehr tun kann, als die Gefahr der Zufälle noch länger aufzuhalten, wo nicht durch Gewinnung der Zeit noch Mittel ausfindig gemacht werden, die Grundursachen obenerwähnter Krankheiten aus dem Wege zu räumen.

7. Daß der Fingerhut in allen Arten der Wassersucht ein Mittel ist, das der Erwartung entspricht, nur in der eingeschlossenen oder sogenannten Sackwassersucht nicht.

8. Daß er auch ein dienliches Heilmittel in solchen Krankheiten sei, wo gar keine Wassersucht zugrunde liegt.

9. Daß der Fingerhut auch eine gewisse Kraft auf das Herz zu wirken und seine Bewegungen in einem solchen Grade zu hemmen besitze, als man noch von keinem anderen Mittel bemerkt hat; diese Eigenschaft des Fingerhutes kann auch zu anderen heilsamen Absichten angewendet werden."

WITHERING gibt seine Beobachtungen so kurz und scharf wieder, daß eine Zusammenfassung überflüssig ist. Vergleicht man seine Monographie mit dem, was in späteren Jahren über Digitalis geschrieben worden ist, so staunt man. Die moderne Literatur über dieses Heilmittel würde, zu einem Handbuch vereinigt, wohl mehrere Bände umfassen. Und doch findet man darin außerordentlich wenig von direkter und unbestrittener Bedeutung für die Praxis, was nicht schon auf den wenigen Seiten von WITHERINGS „Account" niedergelegt wäre: die Wirkung der Digitalis als Diureticum bei Hydrops; die Beobachtung, daß sie nicht hilft bei „enkystierten" Formen von Hydrops — heute ein naiv klingender Ausdruck, aber zur Zeit von WITHERING, als man vom Wesen der Wassersucht noch wenig verstand, eine wichtige Feststellung —; die Wirkung des Fingerhuts

auf das Herz; die kumulative Wirkung; die schädlichen Nebenwirkungen; das richtige Dosieren und Dispensieren; die Vorschrift
zum langdauernden Gebrauch sehr kleiner Dosen; dann die Warnung
an die jungen Ärzte, von dem neuen Mittel keine übertriebenen Erwartungen zu hegen.

Überblickt man die enorme Arbeit, die in späteren Zeiten auf
das Studium der Digitaliskörper verwandt wurde, dann läßt sich
gar nicht verkennen, daß dabei nicht allzuviele gesicherte Tatsachen
von wesentlicher praktischer Bedeutung herausgekommen sind. Man
kann sogar sagen, daß neben dem Neuen, was die letzten Jahr-
zehnte der Digitalisforschung gebracht haben, auch viel Verwirrung
angerichtet wurde, so daß mancher Praktiker zum Schaden seiner
Patienten unsicher geworden ist.

Die moderne Erforschung der Herzkrankheiten hat festzustellen
gesucht, bei welchen Formen die Digitalis gut und bei welchen sie
weniger gut oder gar nicht wirkt. Besonders das Studium der
Arrhythmien, das Kernproblem der heutigen Herzforschung, suchte
einen besseren Einblick in das Wesen der Digitaliswirkung zu ver-
mitteln.

Die experimentelle Pharmakologie hat danach getrachtet, die
verschiedenen Bestandteile des Fingerhuts in bezug auf ihre Wirkung
auf Herz und Gefäße zu analysieren. Sie hat festzustellen versucht,
in welche Funktionen des Herzmuskels das Mittel eingreift; ferner
mußte ein Maßstab gefunden werden für die Wirksamkeit der dem
Praktiker anzuvertrauenden Präparate.

Die pharmazeutischen Fabriken haben sich um die Wette bemüht,
aus der Digitalis das Präparat herzustellen, das neben einem Maximum
an Wirkung die geringste — lieber noch gar keine — schädliche
Nebenwirkung haben, und das sich obendrein noch möglichst angenehm einnehmen lassen sollte. So wichtig und fruchtbar für die
wissenschaftliche Forschung diese Untersuchungen auch waren,
kann man doch nicht verkennen, daß gerade sie Verwirrung an-
richteten.

Die den Mitteln bei ihrem Kampf um die Herrschaft in der
Digitalistherapie beigefügten Anpreisungen konnten nicht immer
der kritischen Prüfung der Wissenschaft standhalten. Nur allzugerne
verschreibt der Arzt ein Mittel, von dem gesagt wird, es sei frei
von allen schädlichen Nebenwirkungen, vor allem von der gefürchteten Kumulation, besitze jedoch die volle Wirksamkeit auf
das kranke Herz, und zwar ebensogut oder vielleicht noch besser
als das mit allerhand Nebenwirkungen behaftete Konkurrenzpräparat.
Wie soll der Praktiker die Wahrheit oder Unwahrheit dieser Anpreisungen beurteilen, wie soll er sich unter der Unmenge von
Präparaten, die ihm um die Wette als die besten angepriesen
werden, zurechtfinden? Geschickte Reklame hat allmählich bei

manchen Ärzten merkwürdige Anschauungen über die verschiedenen Digitalispräparate gezeitigt. Es gibt Ärzte, die die Verordnung der Digitalis scheuen, aber Strophanthus für eine harmlose Arznei halten. Andere wieder reservieren Digitalis für ernstliche Dekompensationen und geben Digalen oder Strophanthus bei geringeren Beschwerden, wie Herzklopfen, Unregelmäßigkeit des Herzschlags usw. Besonders Ängstliche verschreiben Digitalis überhaupt nicht oder in vollkommen unzureichender Dosis.

Mögen die hier folgenden Betrachtungen — und nicht zum mindesten die vorangegangenen WITHERING entlehnten Seiten — denjenigen Kollegen, denen Zeit oder Gelegenheit fehlt, die Zeitschriftenliteratur über Digitalis kritisch zu verfolgen, dazu verhelfen, alle Vorteile aus der Heilkraft der wunderbaren Fingerhutpflanze zu ziehen.

II. Chemisch-pharmazeutische Angaben über Digitalis und Strophanthus.

Die Digitalisblätter aller Pharmakopöen stammen von der Digitalis purpurea L., einer zur Familie der Scrophulariaceen gehörigen zweijährigen Pflanze, die im größten Teile Westeuropas wild vorkommt. Die Blätter von anderen mitteleuropäischen Digitalisarten scheinen eine mit der Digitalis purpurea übereinstimmende, meist gleichwertige Wirkung zu besitzen; sie sind nicht offizinell. Das Dialysatum digitalis Golaz wird aus frischen Blättern von D. grandiflora hergestellt. Auch Digitalissamen werden gebraucht, aber nicht als solche, sondern nur zur Darstellung der Glucoside.

Die Brüsseler Konferenz zur Vereinheitlichung der heroischen Arzneimittel (1902) bestimmte, daß die Blätter des zweiten Jahres, und zwar restlos, pulverisiert werden sollen; zugleich beschloß sie, keine Digitaline zu beschreiben.

In den Ländern des klassischen Altertums ist die Digitalis offenbar unbekannt gewesen. Ihre medizinische Anwendung stammt wahrscheinlich aus dem Norden. Das Wort Fox-glove, die englische Bezeichnung, kann bis in das XI. Jahrhundert verfolgt werden. Die Anwendung geschah ursprünglich nur äußerlich. 1640 empfiehlt PARKINSON die Digitalis in seinem Theatrum botanicum, und 1650 wird das Mittel in die Londoner Pharmakopöe aufgenommen. Auch die Pariser Pharmakopöe von 1732 und die Pharm. Württembergica (1771) enthalten die Pflanze, die im 18. Jahrhundert offenbar gegen Epilepsie angewandt wurde. Die Anwendung als Herzmittel und bei Wassersucht begann erst, als 1775 der englische Arzt WILLIAM WITHERING die besonderen Eigenschaften der Digitalis entdeckte. Er untersuchte, wie in der Einleitung bereits erwähnt, sämtliche 20 Bestandteile des Familienrezepts einer alten Frau aus Shropshire, die damit Wassersucht heilte; er versuchte einen Bestandteil nach dem anderen und erkannte dabei, daß die gesuchten Eigenschaften der Digitalis zukamen. Erst nachdem er 10 Jahre lang seine Arbeiten fortgesetzt hatte, veröffentlichte er seine Untersuchungen in einer Schrift, von der KOBERT sagt, sie sei „die herrlichste Monographie, welche je ein Arzt über ein Mittel des Pflanzenreichs geschrieben". Durch die deutsche Übersetzung MICHAELIS' von 1786 wurde der deutsche Apotheker GALLICH in Leipzig veranlaßt, Digitalis für seine Apotheke zu beschaffen.

Besonders nachdem PEREIRA (1) seine klinischen Erfahrungen mitgeteilt hatte, wurde die Digitalis in weiteren Kreisen bekannt. Doch früher schon scheint sie auch bei Wassersucht angewandt worden zu sein. In dem Kräuterbuch von DODONAEUS in der Ausgabe von 1618 findet man darüber eine Andeutung, der wir hier das Folgende entnehmen:

„Wie LOBEL mitteilt, nehmen die Bauern zu Somerset in England dieses Kraut, und zwar das mit roten oder lila Blumen, welches das gemeinste von allen ist, und machen daraus einen Trank, womit sie purgieren und manchmal tüchtig zu Stuhle gehen und brechen, und zwar die, welche Fieber haben und Wasser im Bauche haben. Wenn es in Wasser oder Wein gesotten und getrunken wird, führt es durch seine Bitterkeit die wässerigen Flüssigkeiten ab, reinigt die galligen und öffnet die Verstopfung."

Hier haben wir bereits die Anwendung gegen Wassersucht, und es scheint so, als ob das Vorkommen von Digitalis in dem Rezept der Frau in Shropshire kein Zufall, sondern daß Digitalis schon allgemeiner als Volksheilmittel bekannt war. Der erste offizielle Gebrauch in Holland datiert von 1792 mit der Aufnahme in die Pharmacopaea Amstelodamensis nova mit den Worten: „Digitalis, herba, Digitalis purpurea". Auch die Pharmacopaea Batava von 1805 nennt die Digitalis und gibt eine etwas ausführlichere Beschreibung; seitdem gehört die Digitalis zu den geschätztesten Arzneimitteln.

1. Die Bestandteile der Digitalis.

Die Digitalis ist sehr oft Gegenstand chemischer Untersuchungen gewesen, und wenn auch mehrmals die Frage nach den wirksamen Bestandteilen gelöst schien, so erkannte man doch immer wieder, wie weit man vom Ziel war, und auch heute wissen wir eigentlich nur, daß die Wirksamkeit der Digitalisblätter auf der Anwesenheit von Glucosiden beruht.

Man hat gewöhnlich die wirksamen Bestandteile der pflanzlichen Arzneimittel unter Beifügung der Endung „in" nach der betreffenden Pflanze bezeichnet, und so nannte man denn auch die wirksame Substanz der Digitalis „Digitalin". Das bedeutete den Beginn einer grenzenlosen Verwirrung, da jeder Untersucher sein Digitalin als den wirksamen Bestandteil beschrieb, während diese „Digitaline“ je nach ihrer Herstellungsart so verschiedene Eigenschaften besaßen, daß sie nichts als den Namen miteinander gemeinsam hatten. Allmählich wurden dann andere Benennungen eingeführt. Bedenkt man dabei, daß alle diese Bestandteile unrein waren, und durch die Reinigung mit verschiedenartigen Extraktionsflüssigkeiten eine Verteilung der schwerlöslichen wirksamen Substanzen derart zustande kam, daß sowohl die gereinigte Substanz wie die entfernten Verunreinigungen dieselben Bestandteile enthalten konnten, so daß eigentlich alle Digitaline mehr oder weniger wirksam waren; bedenkt man ferner, daß dieselbe Substanz von verschiedenen Untersuchern verschiedene Namen erhielt, daß umgekehrt derselbe Name für verschiedene Substanzen verwendet wurde, dann kann man begreifen, welch große Verwirrung entstanden ist. Dazu kommt, daß in vielen Fällen nicht nur die Blätter, sondern auch die Digitalissamen untersucht wurden, und daß die dabei erhaltenen Resultate ohne weiteres auf die Blätter übertragen wurden, während man später erkannte, daß Blatt- und Samenglucoside sich unterscheiden können. Außerdem ging man oft, und selbst bei den wichtigsten Untersuchungen, auf denen unsere Kenntnis der Digitaliskörper beruht, von einem in großen Mengen bequem erhältlichen Handelsprodukt aus, dem sogenannten Digitalinum germanicum, einem Gemisch der rohen Samenglucoside. Man vermied hierdurch die sehr mühsame Isolierung der Bestandteile aus der Pflanze, doch nahm man einerseits Material aus Samen, andererseits besaß man keine Garantie für Identität und Herkunft und arbeitete zweifellos stets mit Zersetzungsprodukten. Denn es ist allmählich klar geworden, daß die Digitalisglucoside gegen allerhand Einflüsse sehr empfindlich sind, und daß bei Extraktion und Eindampfen der Extraktionsflüssigkeiten schon wesentliche Umsetzungen stattfinden können. Verschiedene sogenannte „wirksame Bestandteile“ sind denn auch zweifellos schon Zersetzungsprodukte oder wenigstens mit solchen verunreinigt. Um von den wirksamen Digitalisbestandteilen einen Begriff zu bekommen, ist es erforderlich, die wichtigsten Untersuchungen über Digitalis in chronologischer Reihenfolge — wenn auch ohne Anspruch auf Vollständigkeit — wiederzugeben.

Es wird daraus vollkommen klar hervorgehen, daß man kein Recht hat, als wirksamen Bestandteil **ein** Digitalin anzunehmen und dieses ohne nähere Erläuterungen zu verschreiben.

Die älteste Untersuchung der Digitalis fand 1809 durch Destouches (2) statt, der ein dickflüssiges, grünes, harzartiges Öl herstellte. Haase und Rein (3) fanden 1812 ein weiches Harz, das sich aus dem Saft der frischen Blätter absetzte und sehr wirksam war. Le Royer (4) (1821) stellte unter Druck einen ätherischen Extrakt her und reinigte den im Wasser löslichen Anteil mit Bleioxyd. Er bezeichnet ihn als ein Alkali und schreibt ihm sehr giftige Eigenschaften zu. Soweit uns bekannt ist, braucht er zum erstenmal den Namen Digitalin. BRANDES (5) nimmt einen alkoholischen Extrakt mit Wasser auf, entfärbt mit Kohle, reinigt mit Bleioxyd und extrahiert den zum Schlusse erhaltenen Extrakt mit Äther. Er erhielt so ein nicht alkalisch reagierendes und in Äther lösliches Digitalin. DULONG D'ASTAFORT (6) stellt durch Fällung einer alkoholischen Digitalistinktur mit Bleiacetat, Entfernung des Bleies und Reinigung durch Ätherextraktion eine eigenartig bittere Substanz dar, die kein Alkaloid ist, obwohl sie mit Gallussäure einen Niederschlag gibt. Sie ist nicht ätherlöslich. DULONG ist der Entdecker des eigentlichen Digitalins, das sich nach WALZ nur wenig von dem zu seiner Zeit im Handel befindlichen Präparat unterschied.

Wir haben demnach 1827 bereits ätherlösliche und ätherunlösliche Digitaline.

LANCELOT (7) gewinnt „reines Digitalin" durch Alkoholextraktion des wässerigen Extraktes, Aufnehmen mit Wasser und Fällung mit viel Salzsäure. Nach weiterer Reinigung erhält er ein Digitalin mit allerdings schwacher (!) Digitaliswirkung. RADIG (8) erhält aus dem Filtrat von LANCELOTS Digitalin durch Behandlung mit Äther das Pikrin (= Digitalin von LE ROYER). Den in Äther unlöslichen Teil nennt er Scaptin. Aus den bereits mit Wasser extrahierten Blättern stellt er durch Alkoholextraktion wieder Digitalin her.

1837 gewinnt HENRY (9) ein sehr konzentriertes Digitalin, das in Dosen von $^1/_2$ Gran 3 stündlich genommen, den Puls von 100 auf 43 verlangsamt. Er vermindert zunächst die Zersetzung durch Eindampfen des Pflanzensaftes mit Magnesiumcarbonat; doch zersetzt er ihn später doch durch Kochen mit Magnesiumoxyd. Auch WALDING (10) verwandte bereits, um beim Eindampfen Zersetzung zu vermeiden, Magnesia und erhielt eine sehr bittere Substanz. TROMMSDORFF (11) machte die Wahrnehmung, daß Digitalin bei den verschiedenartigen Bearbeitungen in Harz überzugehen schien. HENRY sagt, daß sein Digitalin sehr bitter schmecke; werde die Flüssigkeit mehrmals gekocht, so trete ein süßlicher Geschmack auf.

Aus den erwähnten älteren Untersuchungen und anderen hier nicht aufgeführten geht hervor, daß als Digitalin zunächst extraktartige Digitalispräparate beschrieben wurden, die alle mehr oder weniger wirksam, aber in ihren Eigenschaften sehr verschiedenartig waren. Außerdem hat man überall den Eindruck, daß Zersetzungen vorlagen.

1842 schrieb die Société de pharmacie in Paris zum vierten Male seit 1835 eine Preisarbeit über Digitalisbestandteile aus. Inzwischen hatten HOMOLLE (12), der sich bereits 2 Jahre mit der Untersuchung der Digitalis befaßt und 1842 eine Methode ausgearbeitet hatte, und QUEVENNE, der in derselben Lage war, sich vereinigt. Es glückte ihnen, den wirksamen Bestandteil zu isolieren. Sie hinterlegten ihn am 28. Juli 1841 unter Siegel. Wegen Krankheit konnte sich QUEVENNE nicht weiter an der Arbeit beteiligen. Homolle untersuchte die Eigenschaften des Stoffes allein weiter, beantwortete mit Quevennes Zustimmung die Preisfrage und wurde preisgekrönt. Quevenne hatte schon 1837 nachgewiesen, daß man nach Henrys Methode ein Produkt erhält, das die Summe der bitteren Digitalisbestandteile umfaßt, das aber, da es verunreinigt ist, auf den Namen Digitalin keinen Anspruch erheben kann. Auch nach Methoden anderer erhielt er zum Schluß stets einen mehr oder weniger reinen rotgelben, sehr bitteren Extrakt, der je nach seinem Gehalt an Verunreinigungen mehr oder weniger ätherlöslich war.

Aus den vorausgegangenen Untersuchungen schließt Homolle, daß der wirksame Bestandteil in den verschiedenen bitteren Substanzen enthalten ist, daß er gut alkohollöslich, wenig in Äther, jedoch bequem in Wasser löslich ist, und zwar mit Hilfe der ihn begleitenden Verunreinigungen; rein ist er noch nicht dargestellt und über seine chemische Natur ist noch nichts bekannt. Außerdem hält Homolle die angewandten Methoden für zu eingreifend. Er schreibt vor, unter Vermeidung von Wärme einen wässerigen Auszug mit Bleiacetat zu reinigen und nach Entfernung des Bleies mit Soda das Filtrat mit Gerbsäure zu fällen. Der Niederschlag wird mit Bleioxyd getrocknet und mit Alkohol extrahiert. Nach Reinigung mit Kohle wird der alkoholische Extrakt mit Äther behandelt. Der in Äther unlösliche Teil ist Digitalin. Ein anderer Teil des Digitalins löst sich im Äther, ferner noch ein weder in Wasser noch in Alkohol löslicher schön krystallisierender Stoff. Aus einem wässerigen Digitalisextrakt konnte Homolle sein Digitalin nicht gewinnen, woraus er schloß, daß beim Eindampfen Zersetzung auftritt.

Das Digitalin von Homolle und Quevenne (14) ist weiß, geruchlos, krystallisiert schwer; es ist sehr bitter, löst sich schlecht in Wasser und Äther, leicht in Alkohol. Tierversuche beweisen seine Wirksamkeit. Auch der therapeutische Wert wurde durch Versuche an Gesunden und Kranken festgestellt, wobei starke, lang nach Gebrauch anhaltende Pulsverlangsamung und Diurese auftraten. Die Wirkung ist die gleiche wie die des Digitalisblattes, aber wohl hundertmal stärker; schon 10 mg verlangsamen den Herzschlag erheblich.

In dem Digitalin von Quevenne und Homolle haben wir zum ersten Male ein Digitalin von wünschenswerter Reinheit vor uns. Die Herstellungsweise garantiert für geringere Möglichkeit der Zersetzung als bei früheren Autoren. Später haben Quevenne und Homolle ihr Digitalin noch weiter zu reinigen versucht. Statt mit Äther extrahierten sie dabei das Rohprodukt mit einer Mischung von $^9/_{10}$ Äther und $^1/_{10}$ Alkohol. Hierin löst sich ein beigemengter Stoff auf (la digitalose = Digitalosin) neben einem großen Teil des Digitalins (la digitaline), während ein dritter Stoff (le digitalin = Digitalen) ungelöst bleibt. Dies wird mehrere

Male wiederholt, um alles Digitalin zu lösen. Aus dem Ätherextrakt wird mit 60% Alkohol das Digitalin in Lösung gebracht, während die Digitalose zurückbleibt. Noch einen anderen Stoff: Digitalidin (la digitalide) beschreiben sie, zweifellos ein Zersetzungsprodukt, das sehr stark am Digitalin haftet und diesem, wie HOMOLLE bemerkt, die Eigenschaft der Wasserlöslichkeit verleiht.

BUCHNER (15) fand, daß Digitalissamen ungefähr doppelt so viel Digitalin enthalten als die Blätter. Inzwischen wurden die Digitaline in die Therapie eingeführt; in Frankreich das von HOMOLLE. In Deutschland wurde es hauptsächlich von WALZ (16) hergestellt, der von 1846—1858 mehrere Arbeiten veröffentlichte. Er extrahiert ebenso wie HOMOLLE das Blätterpulver mit Wasser, fällt mit Gerbsäure und zerlegt den Niederschlag mit frischgefälltem Bleioxyd und durch Auskochen mit Alkohol. Diese Methode führt stets zum Ziel, wenn mit kleinen Mengen gearbeitet wird. Bei Verwendung im Großen tritt unter Verschwinden des bitteren Geschmacks Zersetzung auf. Später extrahiert er das Blatt mit Alkohol und nimmt den alkoholischen Extrakt in Wasser auf oder er kocht die Blätter 2—3 mal in Wasser aus. Er reinigt dann noch vor der Fällung mit Gerbsäure mittels Bleiacetat. So glückt es auch im Großen, Digitalin herzustellen, und zwar mehr oder minder krystallin. Es ist ein schwer in kaltem, besser in heißem Wasser, in Alkohol gut, in Äther schwer löslicher Stoff. WALZ unterscheidet später in seinem rohen Digitalin drei Stoffe: Das mit Äther extrahierbare Digitalicrin; ganz reines Digitalin, das bei der Wasserextraktion des mit Äther gereinigten Produktes krystallin zurückbleibt; ferner Digitasolin, das zu WALZ' großer Verwunderung größtenteils in Wasser übergeht. Das WALZsche Digitalin ist in den germanischen Ländern eine Zeitlang als Handelsprodukt geführt worden. LUDWIG glückte es, darin Traubenzucker als Spaltprodukt zu finden. In seinen späteren Untersuchungen nennt WALZ die verschiedenen beschriebenen Bestandteile mit anderen Namen und vermehrt dadurch die Verwirrung nicht wenig. Digitalicrin wird jetzt Digitalacrin genannt, besonders aber was früher Digitasolin hieß, heißt jetzt Digitalin, und was Digitalin war, wird nun mit dem Namen Digitaletin versehen. Das frühere Digitalin war bis dahin unlöslich in Wasser, der nunmehr „reines Digitalin" genannte Bestandteil darin löslich. Hieraus folgt, daß nicht immer dieselbe Substanz verwandt wurde. Fügt man hinzu, daß die Herstellung zuerst aus dem wässerigen Auszug erfolgte und so ein mit dem Digitalin von HOMOLLE übereinstimmender Stoff erhalten wurde, dann wieder aus dem alkoholischen Extrakt, woraus ein mit dem später zu nennenden Digitalin von NATIVELLE übereinstimmender Bestandteil mitausgezogen wurde, so ist es verständlich, daß die Eigenschaften nicht stets dieselben waren und WALZ einmal in Wasser lösliche, dann wieder unlösliche Produkte erhielt. Was

in den Handel kam, scheint aber das Rohprodukt gewesen zu sein.
Walz selbst sagt 1858, daß er davon in den letzten zwei Jahren
ungefähr 50 Unzen abgeliefert hat, und daß viele Ärzte es wegen
seiner ausgezeichneten Eigenschaften gerühmt hätten. Spätere Untersuchungen von Walz führen wieder neue Namen ein, ohne die Sache
zu fördern. So ist es auch mit der Untersuchung von Kosmann (17),
aus der wir nur anführen, daß auch er ein einziges Mal Homolles
Digitalin erhielt, und zwar in einer in Wasser nahezu völlig löslichen Form. Lefort (18) (1864) weist darauf hin, daß man zwischen
löslichem oder deutschem Digitalin (z. B. von Merck) und unlöslichem
oder französischem (Homolle) unterscheiden muß; ihm zufolge enthalten die Blätter beides, aber in sehr verschiedenen Mengen; in den
Samen kommt vorwiegend die lösliche Form vor.

Die Herstellungs- und Reinigungsarten von Homolle und Walz
unterscheiden sich nicht sehr. Hinsichtlich der Wasserlöslichkeit kann
daher auch kein so sehr großer Unterschied bestehen. Wohl reinigt
Walz sein Rohprodukt durch Extraktion mit Wasser und damit ist
das so erhaltene Digitalin (früher Digitasolin) natürlich lösliches
Digitalin; doch erfolgt bei dem Handelspräparat scheinbar eine
derartige Reinigung nicht. Alles muß von den bearbeiteten Mengen
und dem damit zusammenhängenden Grad der Zersetzung des
Glucosids abhängen, sowie von der möglichen Anwesenheit von
Digitalis-Saponinen, die die Löslichkeit erhöhen. Daher die Wider-
sprüche in den verschiedenen Arbeiten. Dazu kommt, daß bei der
Fabrikation vielfach Digitalissamen Verwendung fand, aus dem man
ein viel löslicheres Glucosidgemisch erhielt als aus Blättern; allerdings haben wir nicht feststellen können, ob das schon damals der
Fall war. Später ist es sicher der Fall, und das deutsche Digitalin,
das rohe Glucosidgemisch aus den Samen, ist besonders durch die
Anwesenheit von Saponinen leicht löslich, im Gegensatz zu dem
französischen, aus Blättern bereiteten, in Wasser schwer löslichen.

Was man bis dahin als Digitalin herstellte, war stets eine
amorphe Substanz, und die hier und da erhaltene Andeutung von
Krystallen stammte von Zersetzungsprodukten oder war als Neben-
produkt zu betrachten. Erst als man bei der Herstellung
von einem alkoholischen Digitalisblätterextrakt aus-
ging, erhielt man eine krystallisierte, reine Substanz;
denn einerseits konnte diese in wässerigen Lösungen nur in sehr
geringen Mengen vorkommen, andererseits war beim Abdämpfen des
Alkohols die Zersetzung geringer.

Der erste, der einen gut krystallisierenden, wirksamen Digitaliskörper fand, war Nativelle (19). Nach einer einschlägigen Abhandlung von Lefort (1867) veröffentlichte Nativelle 1869 seine
Untersuchungen. Ursprünglich ausgehend von einem mit verdünntem

Alkohol hergestellten Digitalisblätterextrakt, nahm NATIVELLE später Blätter, die zuvor mit Wasser teilweise extrahiert waren. Meinte man früher, daß diese keine wirksamen Bestandteile mehr enthielten, so zeigte NATIVELLE jetzt, daß hierin gerade die wichtigste Substanz noch enthalten war, nämlich das krystallisierte Digitalin. Aus dem wässerigen Extrakt läßt sich das HOMOLLE sche Digitalin herstellen, das NATIVELLE im Gegensatz zu seinem Digitalin „digitaleïne" nennt. In einer dritten endgültigen Vorschrift geht NATIVELLE von mit Wasser und Bleiacetat angefeuchteten Blättern aus und extrahiert mit 50 % Alkohol. Die Darstellung erfolgte ursprünglich so wie früher nach Reinigung mit Bleiacetat durch Fällung mit Gallussäure und Behandeln mit Bleioxyd, wobei man ein Gemenge von amorphem und krystallisiertem Digitalin erhielt; später durch Entfernung des Bleis mit phosphorsaurem Natron, Eindampfen der alkoholischen Lösung, wobei das reine Digitalin sich abscheidet. Auch bei früheren Untersuchungen, soweit sie von einem alkoholischen Blätterextrakt ausgingen, muß krystallisiertes Digitalin dargestellt worden sein, so unter anderem bei der schon erwähnten Methode von WALZ. Aber erst NATIVELLE erkannte dessen Eigenschaften und sein Verdienst ist es, nachgewiesen zu haben; daß neben dem bekannten amorphen Digitalin ein wirksamer, krystallisierender, äußerst schwer wasserlöslicher Körper vorkommt.

Nach Reinigung der alkoholischen Lösung mit Kohle erhielt NATIVELLE schließlich eine gut krystallisierende Substanz, die aber später noch scheinbar mit Chloroform sich spalten ließ: in leicht chloroformlösliches Digitalin und einen vollkommen unwirksamen gleichfalls gut krystallisierenden Stoff: „Substance cristallisée inerte", der vollkommen geschmacklos war und ungefähr $^2/_3$ des Gemisches ausmachte.

Die Wirkung von NATIVELLES Digitalin ist sehr stark und tritt schon bei $^1/_4$ mg ein. Die Kommission zur Beurteilung der auf die Preisfrage für den prix Orfila einlaufenden Antworten konnte NATIVELLES Angaben voll bestätigen und zugleich auf Grund von klinischen und pharmakologischen Untersuchungen zeigen, daß es viel wirksamer war als das amorphe Digitalin von HOMOLLE und außerdem nicht die ungleichmäßige Wirkung des letzteren besaß. Im Zusammenhang damit schlug BOUDET (20) der Akademie vor, bei der Bearbeitung des Artikels Digitalin im Kodex dies zu berücksichtigen, um, da nun so verschieden wirksame Substanzen unter demselben Namen vorkamen, Unglücksfälle zu vermeiden. Wenn man ausgeht von nicht zuvor mit Wasser extrahierten Blättern, so enthält der alkoholische Extrakt außer dem krystallisierten noch größere Mengen von amorphem Digitalin, und um das krystallisierte zu gewinnen, muß man die konzentrierte alkoholische Lösung zuvor mit Wasser fällen.

Die „Substance inerte cristallisée" wurde von Nativelle später „d i g i t i n e" genannt.

In die französische und belgische Pharmakopöe wurde von da an eine „digitaline amorphe = digitaline chloroformique" aufgenommen, die nach der Methode von Homolle hergestellt und dann noch durch Auflösen in Chloroform gereinigt wird. Auch die „digitaline cristallisée" nach der Vorschrift von Nativelle ist in der französischen Pharmakopöe enthalten. Man hielt, besonders in Frankreich, lange Zeit die Frage der wirksamen Digitalisbestandteile damit für gelöst. 1875 erschien die Arbeit von O. Schmiedeberg (21), die wieder mehr den neben den krystallisierten Körpern vorkommenden Substanzen Rechnung trägt. Er betrachtet alle bis dahin beschriebenen Digitaline, auch das von Nativelle, als Gemische wirksamer und unwirksamer Substanzen, die teils präformiert vorhanden, teils als Zersetzungs-produkte zu betrachten sind. Schmiedeberg isolierte verschiedene Körper und ihre Zersetzungsprodukte, lenkte die Aufmerksamkeit auf die darunter vorkommenden unwirksamen und eröffnete insbesondere den Weg für eine spätere exakte chemische Untersuchung der verschiedenen Bestandteile. Er begeht aber eine Ungerechtigkeit gegenüber Nativelle, indem er dessen Digitalin mit allen anderen über einen Kamm schert, während es doch im reinen Zustand ein chemisches Individuum und nicht zu unterscheiden ist von dem von Schmiedeberg beschriebenen und fast mit der gleichen Methode isolierten Digitoxin.

Schmiedebergs Arbeit galt lange als abschließend für die Digitalisfrage. Doch muß hier nachdrücklich darauf hingewiesen werden, daß Schmiedeberg nur eine seiner Substanzen aus dem Digitalisblatt herstellte, und zwar gerade das mit dem Nativelleschen Digitalin übereinstimmende Digitoxin, während er die übrigen aus dem D i g i t a l i n u m g e r m a n i c u m, einem amorphen Handelsgemisch der Samenglucoside gewann und die dabei erhaltenen Resultate ohne ausreichende Kritik auf die Blätter übertrug.

Schmiedeberg fand in diesem Handelsdigitalin:

1. Ein in seinen Eigenschaften und seiner Wirkung mit den Saponinen übereinstimmendes Glucosid ohne Digitaliswirkung, das Digitonin.

2. Ein in Wasser sehr wenig lösliches „Digitalin" von großer Wirksamkeit.

3. Ein dem letzteren sehr ähnliches, aber viel leichter lösliches „Digitaleïn", das ebenfalls wirksam ist, während er das von ihm direkt aus den Blättern hergestellte

4. D i g i t o x i n, den Hauptbestandteil von Nativelles Digitalin, darin nicht finden konnte.

Es ist das nicht verwunderlich, da es offenbar in den Samen nicht vorkommt. Es ist der stärkst wirksame Digitaliskörper. Die

Hauptmasse des deutschen Digitalins besteht aus Digitonin. Es ist ein den Saponinen nahestehendes Glucosid, das bei vorsichtiger Spaltung außer reduzierendem Zucker zwei nicht krystallisierende Spaltprodukte ergibt, Digitoresin und Digitoneïn; letzteres ist auch ein Glucosid. Durch langdauernde Hydrolyse entsteht sowohl aus Digitonin als aus Digitoneïn ein Digitogenin genanntes krystallisierendes Spaltprodukt. Auf andere Weise erhielt SCHMIEDEBERG noch eine krystallisierte von ihm Paradigitogenin genannte Substanz.

Nach SCHMIEDEBERG kommen alle diese Spaltprodukte neben Digitonin in den verschiedenen Digitalinen vor und bilden deren Hauptmasse. Obwohl SCHMIEDEBERG seine Substanzen aus Samenglucosiden herstellte, sagt er, daß verschiedene der Spaltprodukte schon präformiert in den Blättern vorkommen. Digitalin kommt in dem Handelsprodukt nur zu 2—3 % vor. Es bildet mit Digitonin den Hauptbestandteil des Digitalins von HOMOLLE (aus Blättern hergestellt, Digitalin SCHMIEDEBERG aus Samen!). Es ist wasserunlöslich, wird aber durch die Gegenwart von Digitonin und Digitaleïn in Lösung gehalten. Obwohl seine Krystallisation nicht gelang, ist es als ein chemisches Individuum zu betrachten. Es scheidet sich in regelmäßigen Kugeln und warzenförmigen Körperchen ab und ist ein Glucosid, das bei Spaltung außer Zucker einen harzartigen Stoff liefert: Digitaliresin, ein sehr toxisches Krampfgift, aber ohne Digitaliswirkung. Das dritte Glucosid, Digitaleïn, kommt in den Handelsdigitalinen in großen Mengen vor. Es vereinigt in sich die Eigenschaften von Digitonin und Digitalin und dürfte wahrscheinlich beide als Verunreinigungen enthalten.

Digitoxin gewann SCHMIEDEBERG aus mit Wasser doppelt extrahierten Blättern, analog der von NATIVELLE für sein Digitalin beschriebenen Herstellungsart. Es ist nach SCHMIEDEBERG kein Glucosid; dagegen enthält es als Spaltprodukt das Toxiresin, ein völlig wasserunlösliches Krampfgift ohne Herzwirkung. Die drei harzartigen, durch ihre Wirkung charakterisierten Spaltprodukte der drei wirksamen Digitalisbestandteile: Digitalin, Digitaleïn und Digitoxin findet man, außer den schon genannten, in allen Digitalisbestandteilen.

Für die Praxis zieht SCHMIEDEBERG aus seiner Untersuchung den Schluß, daß die Anwendung der Digitalisbestandteile am Krankenbett vorerst keine große Zukunft habe. An erster Stelle käme Digitoxin in Betracht, doch verursachen die völlige Unlöslichkeit und die sehr kleinen Dosen, die man verwenden muß, große Unregelmäßigkeit der Resorptionsverhältnisse, so daß man es nach SCHMIEDEBERG nur schwer richtig dosieren kann. Digitalin und Digitaleïn zeigen diese Schwierigkeit nicht, doch ist ihre Reindarstellung so schwierig, daß an ihren Gebrauch nicht gedacht werden kann. SCHMIEDEBERGS großes Verdienst besteht darin, gezeigt zu haben, daß es außer wirksamen auch unwirksame Digitalisglucoside gibt, daß die Wirksamkeit nicht von e i n e m Bestandteil abhängt und daß man es stets auch mit den so leicht sich bildenden Spaltprodukten der Glucoside zu tun hat.

Diese Sätze sind durch spätere Untersucher vollständig bestätigt, erweitert und präzisiert worden, im wesentlichen aber geblieben, wie sie Schmiedeberg aufgestellt hat. Nur hinsichtlich des Digitaleïns wird man gut tun, sich abwartend zu verhalten. Mit Nachdruck sei aber nochmals darauf hingewiesen, daß Schmiedeberg nur das Digitoxin aus den Blättern herstellte und die Ergebnisse, die er an Samenglucosiden erhielt, auf die Blätter übertrug. Die Einführung eines neuen Namens „Digitoxin" für die „digitaline cristalisée" Nativelles hat die Verwirrung noch weiter vergrößert. Die Franzosen haben hierauf stets hingewiesen; mehr und mehr ist man aber infolge der späteren deutschen Arbeiten dazu übergegangen, den Ausdruck Digitoxin zu gebrauchen und die letzte Ausgabe der französischen Pharmacopöe beschrieb unter dem Namen „digitaline" einen Stoff mit den Eigenschaften des Digitoxins unter Weglassung der früheren Herstellungsweise von Nativelle. Man wird deshalb am praktischsten den in Wasser nahezu unlöslichen, gut krystallisierenden, sehr wirksamen Digitalisbestandteil Digitoxin nennen.

Arnaud (22) zeigte, daß das Digitalin von Nativelle im reinen Zustand ein chemischer Körper ist, während es Schmiedeberg für ein Gemisch mit verschiedenen Verunreinigungen hielt. Letzteres mag für das Handelsprodukt wohl der Fall sein; dasselbe gilt für das Handelsdigitoxin; nach Umkrystallisation ist es jedoch sicher ein chemischer Körper und selbst die Handelsprodukte enthalten nicht mehr als $2-7\,{}^0/_0$ Verunreinigungen. Das Arnaudsche Präparat aus Digitalisblättern (Schmelzpunkt 243^0) wurde neunmal nacheinander mit Alkohol extrahiert und lieferte von der zweiten Extraktion an stets dieselbe Menge gelöster Substanz mit einem Schmelzpunkt zwischen 243 und 245^0; ebenso bei Extraktion mit siedendem Benzol.

1890—1899 publizierte Kiliani (23) seine Untersuchungen über die vier Schmiedebergschen Digitaliskörper; er gewann das Digitonin in krystallisiertem Zustand; als solches ist es im Gegensatz zu dem amorphen sehr schwer wasserlöslich. Es liefert bei Hydrolyse: Dextrose, Galaktose und Digitogenin (krystallisiert). Kiliani wies nach, daß das damals im Handel befindliche Digitalinum cristallisatum von Merck beinahe ausschließlich aus krystallisiertem Digitonin bestand und daher unwirksam war. Boehm bestätigte dann, daß das Digitonin keine Herzwirkung besitzt. Digitalin wurde anfänglich nicht, später nach einer besonderen Methode gut krystallisiert erhalten; es geht dann aber wieder in die bereits früher beschriebenen, kugelförmigen Aggregate über. In Wasser quillt es zu einer gelatinösen Masse auf und ist äußerst schwer löslich. Bei Hydrolyse entsteht ein krystallisiertes unwirksames Digitaligenin neben Dextrose und einem· besonderen Zucker, Digitalose. In Dosen von 2,5 mg gibt Digitalin schon die typische Herzwirkung bei Fröschen. Die Firma BOEHRINGER brachte es unter dem Namen „Digitalinum verum" in den Handel.

Während KILIANI anfänglich am Vorkommen von Digitaleïn zweifelte und es ein Gemisch nennt, worin vielleicht allein Digitalin als wirksamer Stoff enthalten ist, vielleicht auch daneben noch ein anderer noch unbekannter wirksamer Körper, glaubte er später in Verbindung mit WINDAUS (24) seine Existenz nachgewiesen zu haben. Er erhielt nämlich aus den Mutterlaugen bei der Digitonin- und Digitalingewinnung eine Substanz, die in kleinerer Dosis als Digitalin Herzwirkung besitzt und sehr leicht wasserlöslich ist. KILIANI und WINDAUS halten sie für ein Lacton; die wässerige Lösung wird wie ein Digitalisinfus schnell sauer. Sicherheit über die Existenz des Digitaleïns geben auch diese Untersuchungen nicht. Jedenfalls beziehen sich auch KILIANIS Untersuchungen auf den Samen, da auch er das Digitalinum germanicum, also dasselbe Samenglucosidgemisch wie SCHMIEDEBERG als Ausgangsmaterial nahm. Digitoxin konnte KILIANI im Samen nicht finden. Da sich stets zeigte, daß das reine Digitalinum verum in seiner Wirkung mit einem Blätterinfus nicht identisch war, so untersuchte KILIANI weiter, was in den Blättern enthalten war. Digitonin und Digitalin konnte er nicht finden, wohl aber das SCHMIEDEBERGsche Digitoxin. KILIANI stellte es aus dem wässerigen Auszug der Blätter her (unter Zusatz von 5 °/o Spiritus zur Konservierung).

Aus den mit Wasser extrahierten Blättern erzielt er wie SCHMIEDEBERG und NATIVELLE weitere Mengen der Substanz in reinerem Zustand. KILIANI hielt sie, abweichend von SCHMIEDEBERGS Ansicht, für ein Glucosid; aber auch das nach SCHMIEDEBERGS Methode hergestellte Digitoxin schien ihm ein Glucosid zu sein, und solange keine Sicherheit über die Identität bestand, nannte KILIANI seine Substanz β-Digitoxin.

Die Hydrolyse erfolgt bereits in der Kälte unter Bildung eines krystallisierten Zuckers, Digitoxose, und eines krystallisierten Spaltprodukts Digitoxigenin. Die Zusammensetzung und der Schmelzpunkt von KILIANIS Digitoxin gleichen denen des reinsten krystallisierten französischen Digitalins, wie es von ARNAUD beschrieben wurde. Durch stärkere Hydrolyse geht Digitoxin über in das krystallisierende Anhydrodigitoxigenin, aus dem durch Oxydation das ebenfalls krystallisierende Toxigenon entsteht. KILIANI glaubt noch ein anderes, dem Digitoxin sehr ähnliches Glucosid, das sogenannte Digitophyllin, in den Blättern gefunden zu haben; es ist wahrscheinlich Digitoxin in reinster Form.

1898 lenkt CLOËTTA (25) die Aufmerksamkeit auf die unbedenkliche Übertragung von Untersuchungsbefunden der Samenglucoside auf die Blätter, so daß sogar in allen Lehrbüchern die Angabe zu finden sei, die Digitalisblätter enthielten die vier SCHMIEDEBERGschen Substanzen. Im Gegensatz zu KILIANI glaubt CLOËTTA in den Blättern Digitonin und Digitalin gefunden zu haben., jedoch allein auf Grund von Farbreaktionen (deren Zuverlässigkeit noch nicht unbestritten ist) und in äußerst geringen Mengen. Auch Digitoxin konnte er darstellen und zwar aus einem gereinigten wässerigen Extrakt durch Ausschütteln mit Äther. Über Digitaleïn äußert sich CLOËTTA nicht.

Später (1901) sagt CLOËTTA (26), in den Blättern komme äußerst wenig krystallisiertes Digitonin vor, aber viel von einer amorphen, in ihren Eigenschaften abweichenden Abart. Aus den Samen konnte CLOËTTA im Gegensatz zu KILIANI Digitoxin gewinnen, so daß dieses nach seiner Ansicht auch im Digitalinum germanicum vorkommen kann. Hieraus soll sich die Tatsache erklären, daß damit im Gegensatz zum Digitalinum verum brauchbare therapeutische Resultate erhalten wurden. Später lenkte CLOËTTA (27) die Aufmerksamkeit auf einen neuen Digitaliskörper, der in seinen chemischen Eigenschaften vollkommen identisch mit Digitoxin, aber sehr leicht in Wasser löslich ist und der deshalb Digitoxinum solubile genannt wurde. Er soll das halbe Molekulargewicht besitzen. Die Herstellungsart und weitere Einzelheiten wurden von CLOËTTA nicht mitgeteilt, doch läßt er die Substanz in Glycerin gelöst unter dem Namen Digalen in den Handel bringen. Es steht keineswegs fest, was das Digitoxinum solubile von CLOËTTA eigentlich ist, und KILIANI (28) hat überzeugend nachgewiesen, daß das wenige, was CLOËTTA davon sagt, falsch ist.

1912 erschien die Arbeit von KRAFT (29) mit ganz neuen Gesichtspunkten. Bis dahin war aus den Blättern nur Digitoxin rein dargestellt worden; die anderen reinen Körper, Digitalin [Digitaleïn (?)] und Digitoxin jedoch nur aus dem Samen. Die aus den Blättern gewonnenen wirksamen löslichen Stoffe waren stets unrein (französisches und WALZsches Digitalin). KRAFT fand nun als erster neben Digitoxin einen wirksamen, reinen, in Wasser löslichen Körper in den Blättern. Die ursprüngliche Herstellungsweise zeigt viel Übereinstimmung mit der des Digitalins von HOMOLLE. Durch Extrahieren mit Chloroform erhält KRAFT ein rohes Glucosid, das offenbar Ähnlichkeit hat mit der „digitaline amorphe chloroformique" der Franzosen. Dieses Präparat schien aber durch die eingreifende Methodik stark zersetzt zu sein; deshalb stellte KRAFT später das reine Glucosid unmittelbar aus dem wässerigen Blätterextrakt her, ohne einzudampfen oder mit Chloroform auszuschütteln. Nach Reinigung wird es mit Petroläther als reine amorphe Substanz gefällt, die aus Alkohol umkrystallisiert werden kann. KRAFT nennt sie Gitalin.

Gitalin ist auch in der reinsten Form amorph, gibt aber mit Alkohol ein gut krystallisierendes Hydrat (Schmelzpunkt 75⁰), das sehr schwer wasserlöslich ist und durch Auflösen in Chloroform und Fällung mit Petroläther wieder in das leichtlösliche amorphe Gitalin übergeführt werden kann. Gitalin ist sehr empfindlich gegen allerlei Einflüsse. In verschiedenen Lösungsmitteln, außer Chloroform, entstehen Zersetzungsprodukte, die in Wasser weniger löslich und weniger wirksam sind, so z. B. durch Alkohol und Äther. Dasselbe geschieht durch Erwärmen; schon bei 30—40⁰ fällt aus wässerigen Lösungen Gitalin aus, das sich bei Abkühlung wieder löst, um bei weiterer Erwärmung in dasselbe schwer lösliche Zersetzungsprodukt überzugehen, das bei Einwirkung von Alkohol entsteht. Es ist anzusehen als Anhydrogitalin, krystallisiert gut und ist noch ein Glucosid. Es kommt in allen Glucosiden vor, die aus wässerigen oder alkoholischen Digitalisextrakten hergestellt werden. Gitalin ist ein reines Glucosid, das in wässeriger Lösung sehr stark schäumt, jedoch nicht infolge Beimengung von Saponinen; es wird bereits bei gewöhnlicher Temperatur durch Säuren unter Bildung von Anhydrogitaligenin und Digitoxose gespalten. Anhydrogitalin gibt dieselben Spaltungsprodukte. Es ist dem Digitaligenin ähnlich, scheint aber nicht mit ihm identisch.

Kraft kann in dem wässerigen Digitalisextrakt kein Digitoxin finden, wohl aber in den schon mit Wasser extrahierten Blättern. Kraft hält das so gewonnene Digitoxin noch für ein Gemisch von reinem Digitoxin, Gitalin und Anhydrogitalin; ein solches Gemisch war nach seiner Ansicht das Digitoxin der früheren Autoren. Das Gemisch gibt mit Kilianis Reagens eine violette Färbung, die völlig reine Substanz (Schmelzpunkt 245⁰) eine braune. Dagegen färbt Anhydrogitalin stark violett. In der reinsten Form ist das Digitoxin von Schmiedeberg, Kiliani, Nativelle und Arnaud damit identisch. Die Hydrolyse des Digitoxins wurde von Kraft bestätigt. Kraft fand weiterhin in den Blättern ein mit dem Samendigitonin übereinstimmendes Saponin: Gitin, das damit nicht identisch schien, aber ein mit Digitogenin identisches Spaltprodukt gibt. Es wird aus dem Alkoholextrakt hergestellt und scheint im wässerigen Auszug nicht vorzukommen. In diesem wurde Digitonin gefunden, und zwar amorph, wie es Schmiedeberg beschrieben hat. Kraft nannte es Digitsaponin. Kraft unterscheidet nach dem Wassergehalt und der damit zusammenhängenden Löslichkeit α-, β-, γ - Digitsaponin.

Veranlaßt durch Krafts Arbeit erschienen einige Artikel von Kilianis (30) Hand. Während er anfänglich Krafts Befunde als Erklärung für die Tatsache betrachtete, daß Digitaleïn bei allen Reinigungsversuchen oft plötzlich viel weniger wirksam wird, glaubt er später auch im Gitalin ein Gemisch sehen zu müssen. Kiliani weist auf die Übereinstimmung von Digitoxin und Anhydrogitalin hin, die die gleiche Krystallform haben, aber verschiedene Spaltprodukte liefern. Gitalinhydrat wirkt ebenso stark wie Gitalin, Anhydrogitalin ungefähr dreimal schwächer, während die Mutterlauge wieder stärker wirksam ist. Er nimmt darum ein noch unbekanntes wirksames Glucosid an, welchem er keinen Namen gibt, während er den Namen Anhydrogitalin für die in Chloroform unlöslichen, von ihm als Gemisch angesehenen Teile von KRAFTS Gitalin beibehalten will. Es ist nicht klar, warum man dafür den Namen Gitalin nicht beibehalten soll. Gitalin — mag auch das von KILIANI untersuchte Handelsgitalin scheinbar ein Gemisch gewesen sein — ist nach KRAFTS Untersuchung eine reine, neue Substanz, und eine solche hat ja auch KILIANI in dem Gemisch vermutet. KILIANI betrachtet das Anhydrogitalin als einen im Gitalin präformierten Bestandteil, der nicht aus Gitalin entsteht, jedoch der am wenigsten lösliche Teil eines Gemisches ist. Da er nur Handelsgitalin untersuchte, ist nicht ersichtlich, warum es nicht bei der Herstellung des Gitalins aus diesem entstanden sein soll, wie es nach KRAFTS Arbeit wahrscheinlich ist.

STRAUB (31) hat die Wirksamkeit des Gitalins geprüft. Er schlägt einen neuen Weg ein, um die wirksamen Glucoside kennen zu lernen. Ausgehend von der Tatsache, daß man aus den Digitalisblättern durch Extraktion mit Wasser einen großen Teil der Wirksamkeit entfernen kann, muß man wasserlösliche wirksame Glucoside annehmen; diese sind einzuteilen in eine aus wässeriger Lösung mit Chloroform leicht auszuschüttelnde Fraktion, die er in Übereinstimmung mit KRAFT als Gitalinfraktion bezeichnet, während er den in der wässerigen Lösung zurückbleibenden Rest mit dem Namen Digitaleïnfraktion versieht (obwohl Digitaleïn nur im Samen gefunden worden ist). In den mit Wasser extrahierten Blättern nimmt STRAUB die in Alkohol lösliche Digitoxinfraktion an.

Durch Prüfung der toxischen Dosis der reinen Glucoside an Fröschen konnte er feststellen, wieviel Glucoside die verschiedenen Fraktionen enthielten. Dabei fand er einen viel größeren Gehalt als die chemischen Untersuchungen ergeben hatten, was bei der offenbar großen Empfindlichkeit der Glucoside gegenüber Agenzien nicht zu verwundern ist. Hierbei ergaben sich interessante Einzelheiten, über die im folgenden Kapitel berichtet wird, während KRAFTS Befund, daß Gitalin durch einfache Erwärmung und Einwirkung von Alkohol in ein viel weniger wirksames Glucosid umgewandelt wird, bestätigt werden konnte.

1920 tritt CLOËTTA (32) mit einer umfangreichen Untersuchung über Digitoxin hervor. Er hält es nicht für den alleinigen Träger der Wirksamkeit der Digitalis, obschon sein Anteil daran wahrscheinlich größer ist, als gewöhnlich angenommen wird. Die daneben vorkommenden wasserlöslichen Glucoside konnte CLOËTTA noch nicht rein darstellen. Unter den früher von ihm hergestellten Substanzen war eine, wie er nun angibt, mit dem Gitalin von KRAFT identisch. CLOËTTA hält alle bisher beschriebenen Digitoxine für noch nicht ganz rein, sondern für gemischt mit Verunreinigungen, welche die Zusammensetzung und den Schmelzpunkt nur wenig beeinflussen und die stets mit auskrystallisieren. Daher erhält man immer kleine Abweichungen. Durch Fällung der warmen Chloroformlösung mit Äther erhält CLOËTTA ein konstantes Präparat mit dem bei allen Behandlungen konstant bleibenden Schmelzpunkt von 252⁰. Es wird hergestellt durch Ausziehen der Blätter mit Alkohol, Reinigen mit Bleiacetat, Eindampfen und Ausschütteln mit Äther. Das Digitoxin von CLOËTTA ähnelt am meisten dem Digitophyllin von KILIANI, das fast rein gewesen sein muß. Durch trockene Destillation im Vakuum erhält CLOËTTA aus Digitoxin ein gut krystallisierendes Sublimat, das kein Glucosid und unwirksam ist. Den zurückbleibenden Körper nennt CLOËTTA Digitan; es ist ein Glucosid, das sich in Digitoxose und Digitoxigenin spalten läßt und das die unabgeschwächte Herzwirkung des Digitoxins besitzt. Durch weitere Hydrolyse geht Digitoxigenin über in Anhydrodigitoxigenin, welches auch neben Digitoxigenin bei der direkten Spaltung von Digitoxin entsteht.

Digitoxigenin besitzt nach CLOËTTA und im Widerspruch mit früheren Untersuchungen noch starke Herzwirkung, die aber qualitativ und quantitativ von der des Digitoxins abweicht. Außerdem ist es ein Krampfgift. Anhydrodigitoxigenin ist kein Herzgift, sondern nur Krampfgift. Als Zucker fand CLOËTTA die Digitoxose von KILIANI, daneben aber noch ein anderes Spaltprodukt, das Beziehungen hat zu den bei der Destillation von Digitoxin erhaltenen sublimierten Krystallen. CLOËTTA fand in Handelsdigitoxinen sehr verschiedene Mengen reinen Glucosids; während einige beinahe ganz aus Digitoxin bestehen, enthalten andere nur 20 %. Nach seiner Ansicht sind Krystallform und Schmelzpunkt keine Kriterien zur Beurteilung von Reinheit und Wirksamkeit; Präparate, aus denen er kein krystallisiertes Digitoxin erhalten konnte, zeigten beinahe normale Wirksamkeit.

Nach dieser Übersicht über mehr als ein Jahrhundert Digitalisuntersuchung ergibt sich zunächt, daß die Wirsamkeit der Digitalisblätter jedenfalls teilweise auf dem Digitoxin beruht, das als äußerst schwer wasserlösliches Glucosid aus den Blättern erhalten wird. Ob es präformiert in Digitalisblättern vorhanden ist, ist nicht bewiesen; es wird aus wässerigen, besser noch aus alkoholischen Extrakten hergestellt. Die vollkommen reine Darstellung wird außerordentlich erschwert durch seine hochgradige Zersetzlichkeit und die Möglichkeit der Verunreinigung mit durch Spaltung anderer Digitalisglucoside gebildeten, mit ihm zusammen krystallisierenden Substanzen. Ob Digitoxin oder ob der Stoff, woraus dieses bei seiner Herstellung entsteht, der eigentlich wirksame Bestandteil ist, läßt sich vorläufig nicht sagen. Es ist nicht unmöglich, daß auch die in Wasser löslichen wirksamen Gluco-

side mit ihm genetisch zusammenhängen und bei der Extraktion gebildet werden. Von unmittelbarer praktischer Bedeutung ist das nicht,
da feststeht, daß derartige wasserlösliche, wirksame Substanzen in
allen wässerigen Lösungen aus Digitalisblättern vorkommen und aus
den wässerigen Lösungen mit vom Digitoxin abweichenden Eigenschaften erhalten werden können. Daraus und aus der feststehenden
Tatsache der Wirksamkeit wässeriger Auszüge ist ihre Existenz hinreichend bewiesen; aus dem ersteren folgt zugleich, daß diese Wirksamkeit nicht oder nicht allein von Digitoxin herstammt. Diese
Substanzen sollte man am besten allgemein Digitaleïne nennen. Aus
Blättern hat man sie in sehr unreiner Form bei der Reinigung verschiedener Digitaline (u. a. dem von NATIVELLE) erhalten, doch wurden
sie rein von keinem der Untersucher aus Blättern, wohl aber aus
Samen hergestellt. Wahrscheinlich bestehen sie teilweise aus dem
zweiten gut charakterisierten Digitalisglucosid Gitalin, vermutlich gemischt mit aus diesem entstandenen Zersetzungsprodukten, unter
denen auch wirksame bekannt sind. Dies Gitalin muß, trotz der
Kritik KILIANIS, unserer Meinung nach ebenso wie Digitoxin als ein
wohl definierter Körper angesehen werden. Das Vorhandensein einer
solchen Substanz folgt auch aus KILIANIS Arbeit. Es ist ein leicht
wasserlösliches, mit Chloroform ausschüttelbares und bei Erwärmung
unter Bildung unlöslicher Krystalle in seiner Wirksamkeit stark zu-
rückgehendes Glucosid; hiervon kann man sich durch den Versuch
leicht überzeugen: Durch Schütteln eines konzentrierten (z. B. 1 : 8)
kalten wässerigen Digitalisextrakts mit Chloroform, Abdestillation des
Chloroforms, Aufnehmen des Rückstandes in einer dem ursprünglichen
Extrakt entsprechenden Wassermenge, erhält man eine ziemlich reine
wässerige Lösung von derselben Konzentration in Wasser und Chloroform löslicher Glucoside, wie sie im ursprünglichen Extrakt vorhanden
war. Nach Erwärmen der Flüssigkeit sieht man, wenn man sie ruhig
steht läßt, wohlgeformte Krystalle sich abscheiden, und im Katzen-
versuch scheint die Wirksamkeit der Lösung sehr vermindert. Das
wurde auch von STRAUB wiederholt festgestellt. Ob auch der durch
Chloroform nicht ausschüttelbare Teil der wirksamen Substanz eines
wässerigen Digitalisextrakts „Digitaleïn" noch einen besonderen Körper
umfaßt, ist nicht bewiesen. Man sollte es aber annehmen. Vielleicht
steht er aber in Beziehung zum Digitoxin und Gitalin. Außerdem
gibt es Anzeichen dafür, daß durch einfache chemische Einwirkungen
aus den Digitalisglucosiden andere Glucoside von großer Wirksamkeit gebildet werden.

Die Digitalispräparate und ihr therapeutischer Wert.

Schon WITHERING rät, das Digitalisblatt als solches oder den wässerigen Auszug zu verwenden, und noch heutzutage sind dies die besten
Anwendungsarten. Außerdem sind ein alkoholischer Auszug (Tinktur)

und ein mit ganz schwachem Alkohol und Essig hergestellter Auszug (Acetum)[1]) in Gebrauch. Das sind die vier Verordnungsformen der Digitalis in der niederländischen Pharmakopöe. Daneben wurden früher wässerige und spirituöse Extrakte verwendet, von denen noch heute einige in ausländischen Pharmakopöen offizinell sind, z. B. der spirituöse Extrakt in dem französischen Kodex. Auch ätherische Tinkturen und Fluidextrakte sind in Gebrauch. Letztere kommen in der amerikanischen Pharmakopöe in Form eines Rezeptes vor, das mit der Herstellungsweise der niederländischen flüssigen Extrakte übereinstimmt. Auch in der Form von Wein, meist in Verbindung mit anderen Arzneimitteln wird Digitalis verordnet.

Zu diesen zahlreichen alten galenischen Präparaten der älteren Heilkunde kam in den letzten Jahren ein Strom von Digitalisspezialpräparaten. Einerseits ist dies die Folge der allgemeinen Erscheinung, daß die Heilmittelherstellung Fabriksache geworden ist mit all ihrem Drum und Dran von Reklame und Geheimhaltung der Spezialitäten; andererseits fühlte man bei diesem Heilmittel in besonderem Maße das Bedürfnis nach einem zuverlässigen Präparat. Wie fast stets bei Spezialitäten kommt man dabei vom Regen in die Traufe, und die größere Zuverlässigkeit gegenüber unseren alten Präparaten beruht beinahe ganz auf dem Glauben an Reklame, Zirkulare, Anzeigen und wissenschaftliche Atteste. Dabei entfremdet man sich langsam dem alten zuverlässigen Pulver und Infus und greift dafür zu den Spezialitäten, die oft nur einen Teil der wirksamen Bestandteile der Blätter enthalten. Das Bedürfnis nach Besserem ist teilweise die Folge der Tatsache, daß man von der Digitalis oft Unmöglichkeiten erwartet; doch hat man sicher auch triftigere Gründe: Zunächst ist, wie bei allen Naturprodukten, der Gehalt an wirksamen Substanzen nicht konstant, andererseits spielt bei so empfindlichem Material, wie dem wirksamen Inhalt der Digitalisblätter, auch die Art des Trocknens und der Aufbewahrung eine Rolle. Die Folge hiervon war, daß man nicht immer einheitliche und zuverlässige Präparate in die Hände bekam. Gute Pharmazeuten, die ihre Digitalisblätter sorgfältig aufbewahren und alljährlich ersetzen, wie die Pharmakopöe es vorschreibt, dürften wenig Ursache zu solchen Klagen gegeben und den nüchtern urteilenden Arzt, der dem Digitalispulver sein Vertrauen geschenkt hat, selten enttäuscht haben.

Weiterhin haben die neueren Präparate Existenzberechtigung, weil sie größtenteils parenteral angewendet, und zwar in erster Linie intravenös injiziert werden können, eine Anwendungsart, die während der letzten 20 Jahre gebräuchlich geworden ist.

Die auf den Markt kommenden Fabrikpräparate kamen dem Bedürfnis nach konstanter Wirksamkeit nicht genügend entgegen. Da bei

---

[1]) In Deutschland nicht offizinell, jedoch im Ergänzungsbuch zum Arzneibuch, herausgegeben vom Deutschen Apothekerverband, enthalten.

unserer gegenwärtigen Kenntnis der wirksamen Bestandteile chemische Wertbestimmungen unzulänglich sind und die in dieser Richtung angestellten Versuche (KELLER-STOEDER-BUŔMANN-WALTER) daher erfolglos blieben, so ergab sich die Notwendigkeit physiologischer Wertbestimmungen, über die es bereits eine ausgedehnte Literatur gibt. Das Wichtigste hierüber möge kurz mitgeteilt werden.

Bei der Eichung der Blätter sind zwei Faktoren von Bedeutung: 1. die Herstellungsweise des für das Versuchstier bestimmten Extrakts, 2. die Wertbestimmungsmethode. Bei der Prüfung von galenischen Präparaten und Spezialitäten kommt nur der zweite Punkt in Betracht. Was die Herstellung der wirksamen Lösung aus den Blättern betrifft, so muß z. B. FOCKE für seine Methode sehr konzentrierte Auszüge anwenden; hiermit ist ohne weiteres der Nachteil verbunden, daß die Extraktion nicht vollständig ist und daß diese Unvollständigkeit die verschiedenen Bestandteile in verschiedenem Maße betrifft. Es ist daher die Verwendung stark verdünnter Auszüge anzuraten, wobei $98{,}8 - 99{,}5\,{}^0/_0$ der wirksamen Stoffe in Lösung gebracht werden können. Diese stark verdünnten Lösungen können jedoch nicht für Wertbestimmungen am Frosch verwendet werden, da eine viel zu große Flüssigkeitsmenge eingeführt werden müßte. Sie sind auch nicht, wie SCHMIEDEBERG vorschlug, zur Durchströmung isolierter Herzen geeignet, da hierbei neben den Digitalisglucosiden noch andere Substanzen des Extraktes eine Wirkung auf das Herz ausüben können (SLUYTERMAN).

Tatsächlich werden bei Wertbestimmungen an Fröschen die folgenden Extraktionsmethoden angewendet:

1. Die von FOCKE (53), bei der ein Infus aus einem Teil Blätter auf zehn Teile Wasser angesetzt wird.

2. Die von GOTTLIEB (54), der einen Teil Blätter mit Alkohol in der Kälte extrahiert und dann mit höchstens $25\,{}^0/_0$ Alkohol aufs Zwanzigfache verdünnt.

3. Die von HEFFTER-JOACHIMOGLU (55), die einen Teil Blätter mit 40 Teilen kochenden absoluten Alkohols 24 Stunden lang im Soxhlet-Apparat extrahieren, den Extrakt bei 60^0 eindampfen und den Rückstand in zwanzig Teilen $25\,{}^0/_0$ igen Alkohols auflösen[1]).

4. Die von STRAUB (56), der 1 Teil Blätter mit 25 Teilen Wasser 6 Stunden schüttelt, dann die Blätter mit 25 Teilen $50\,{}^0/_0$ igen Alkohols eine Nacht bei 40^0 stehen läßt, koliert, die alkoholische Lösung bei 40^0 eindampft und den Rest in wenig Wasser aufnimmt. Beide Fraktionen werden getrennt zur Wertbestimmung benutzt.

Bei Wertbestimmungen an Katzen kann man mit sehr verdünnten Lösungen arbeiten und verwendet daher am besten das $\frac{1}{2}\,{}^0/_0$ Infus

---

[1]) HEFFTER-JOACHIMOGLU und STRAUB geben beide an, daß man auf diese Art die wirksamsten Extrakte erhält. Die Frage ist sicher noch nicht ganz gelöst. (Vgl. S. 34.)

der holländischen Pharmakopöe, wobei 98,8—99,5 % der wirksamen Stoffe in Lösung gehen.

Für die Wertbestimmung selbst sind augenblicklich folgende Methoden gebräuchlich:

1. Die Methode von FOCKE. Ein Wasserfrosch (R. temporaria) wird aufgespannt, das Herz freigelegt. Man spritzt sodann in einen Oberschenkellymphsack $^1/_{50}$ des Körpergewichts 10 % Infus ein und stellt fest, nach wie langer Zeit das Herz in Systole stillsteht. Der Valor wird nun wie folgt berechnet: ist p das Gewicht des Frosches in Gramm, d die Menge der eingespritzten Flüssigkeit, t die Zeitspanne zwischen Injektion und Herzstillstand, dann ist $v = \dfrac{p}{d\,t}$. Wird v noch mit der Verdünnungszahl der injizierten Digitalislösung multipliziert, die erhaltene Zahl durch 1000 dividiert, so erhält man den Valor V. Bei der Ausführung muß man eine große Zahl von Vorsichtsmaßregeln beobachten, die sich auf die Temperatur und die Frösche beziehen. Die Empfindlichkeit der Frösche muß am selben Tag unter denselben Umständen geprüft werden. Die Methode ist nur anwendbar für Digitalisblätter mit einer Wertigkeit von 3,3—7,3, ist also nur für Blätter von bestimmter Stärke geeignet. Die Empfindlichkeit der Frösche muß mit einem Standardpräparat geprüft werden (was für alle Froschmethoden gilt), die Zeit wird als Kriterium verwandt, wodurch Unterschiede in der Resorptionsgeschwindigkeit eine große Rolle spielen. Infolge dieser Nachteile ist die Methode nicht für den allgemeinen Gebrauch geeignet und kann in der Hand ungeübter Untersucher leicht unbrauchbare Resultate ergeben. Es muß aber anerkannt werden, daß FOCKE selbst mit seiner Methode sehr genaue Bestimmungen macht. Es geht das unter anderem aus Parallelbestimmungen an Katzen hervor, die in Utrecht genau zu den gleichen Ergebnissen führten, die FOCKE mit denselben Blättern erhalten hatte.

Angesichts der Empfindlichkeit der Frösche bei allen Wertbestimmungen ist ein Standardpräparat von konstanter Stärke erforderlich. Die amerikanische Pharmakopöe schreibt hierfür Ouabain (g-Strophanthin) vor. Es ist das jedoch prinzipiell falsch, da nach GOTTLIEB die Empfindlichkeit von Fröschen für Digitalis und Strophanthin nicht gleichmäßig ab- und zunimmt. Man muß daher ein Digitalispulver von bekannter und gleichbleibender Stärke hierfür verwenden, was nach neueren Untersuchungen möglich ist.

2. Die Ein- resp. Zweistundenmethode. Hierbei wird die kleinste Dosis bestimmt, die binnen einer resp. zwei Stunden nach Einspritzung des Präparates in den Oberschenkellymphsack von Fröschen das Herz zum systolischen Stillstand bringt. Dieser Methode gibt z. B. GOTTLIEB den Vorzug, da er zeigen konnte, daß bei noch längerer Beobach-

tungszeit die Digitalisglucoside im Froschkörper Umsetzungen erfahren, so daß als neue Unbekannte bei den Methoden mit langer Beobachtungszeit der Entgiftungsfaktor hinzutritt, der bei einigen Digitalisglucosiden in hohem Maße von der Temperatur abhängig ist.

3. Trotzdem verwenden die meisten Untersucher Methoden, bei denen der Herzstillstand erst nach langer Zeit festgestellt wird, und zwar ursprünglich in Form der 12- oder 24-Stunden-Methode, bei der die kleinste Dosis bestimmt wird, die nach Ablauf dieser Zeit das Froschherz zu systolischem Stillstand bringt. Mehr und mehr wird aber der Zeitfaktor ganz vernachlässigt und einfach die Dosis bestimmt, die, in den Lymphsack injiziert, die Frösche tötet, wobei demnach nicht mehr gefordert wird, daß dieser Tod durch systolischen Herzstillstand herbeigeführt wurde. Hierbei besteht natürlich die Gefahr, daß andere für Frösche schädliche Stoffe neben den Digitaliskörpern den Versuch beeinflussen können.

Es muß anerkannt werden, daß geübte Untersucher mit diesen Froschmethoden brauchbare Resultate erzielen können, soweit es sich um Untersuchungen derselben Sorte von Präparaten verschiedener Stärke innerhalb nicht zu enger Grenzen handelt. Sie sind aber ganz unbrauchbar, um Vergleiche zwischen verschiedenen Sorten von Präparaten zu ziehen angesichts der vielfältigen Erfahrung, daß öfters ein Präparat, das auf den Frosch sehr stark wirkt, am Menschen eine schwache therapeutische Wirkung besitzt. Der Nachteil aller Froschmethoden ist, daß die einzuspritzenden Flüssigkeiten konzentriert werden müssen und so die Gefahr der Sättigung auftritt; daß ferner die Empfindlichkeit der Frösche sehr verschieden ist und jedesmal mit Hilfe eines Standardpräparates geprüft werden muß und schließlich, daß während der Sommermonate die Resultate ganz unzuverlässig werden, so daß die Wertbestimmungen nicht jederzeit angestellt werden können.

Schon darum muß der physiologischen Wertbestimmung an Warmblütern der Vorzug gegeben werden. Die bisher beste Methode ist die von HATCHER und BRODIE (35), die bei vielfacher Anwendung im Utrechter pharmakologischen Institut sehr befriedigende Resultate ergeben hat. Ihr Vorteil ist erstens, daß die Eichung an dem Herzen von Warmblütern vorgenommen wird, die dem Menschen näher stehen als der Frosch; zweitens, daß die individuelle Empfindlichkeit der Katzen viel weniger schwankt als die der Frösche; drittens, daß der Einfluß der Temperatur wegfällt, und nicht jedesmal vergleichende Bestimmungen mit Standardpräparaten vorgenommen werden müssen, und daß die Eichung während des ganzen Jahres vorgenommen werden kann; viertens, daß Unterschiede in der Resorptionsgeschwindigkeit der Präparate keine Rolle spielen, da diese intravenös eingespritzt werden. Der Versuch wird so angestellt, daß bei Katzen in Äthernarkose bei künstlicher Atmung die Dosis einer verdünnten

Digitalislösung bestimmt wird, welche bei langsamer intravenöser Injektion in ungefähr 45 Minuten das Herz zum systolischen oder halbsystolischen Stillstand bringt. Von Wichtigkeit ist hierbei die langsame Injektion, da nur dann die Zeit, die die Digitalisglucoside brauchen, um auf das Herz zu wirken, vernachlässigt werden kann. In den meisten Fällen sind für eine Bestimmung drei Katzen ausreichend. Gehen die Werte um mehr als einen bestimmten Prozentsatz auseinander, dann werden mehr Bestimmungen angesetzt. Die Genauigkeit ist derart, daß der Fehler meist kleiner als 10 % ist; im Mittel beträgt der Fehler 6 %.

Bei all diesen physiologischen Wertbestimmungen, auch bei der Katzenmethode, wird natürlich nur die Wirkungsstärke bei parenteraler Zufuhr bestimmt. Man muß nicht vergessen, daß verschiedene Präparate, die bei intravenöser Injektion gut wirken, bei Zufuhr per os beim Menschen nicht dieselbe therapeutische Wirkung zu haben brauchen, da dann Verschiedenheiten der Resorptionsgeschwindigkeit (z. B. von HATCHER bei einer Anzahl von Digitalistinkturen nachgewiesen) und der Zersetzung im Magen-Darmkanal (Strophanthuspräparate s. S. 78) ihren Einfluß geltend machen müssen. Diese Eigenschaften müssen daher gesondert untersucht werden.

Für den therapeutischen Gebrauch von Folia digitalis ist es ein Haupterfordernis, daß das Präparat seinen einmal festgestellten Wert auch behält. Daß das möglich ist, kann als vollkommen sicher angesehen werden. So besitzt das Pharmakologische Institut in Utrecht ein Präparat Folia digitalis titrata von CAESAR und LORETZ 1909, das bis heute (1921) den auf der Etikette vermerkten Valor 4 nach FOCKE unabgeschwächt beibehalten hat. Dasselbe berichtet AUGUSTIN für die Zeitdauer von 5—6 Jahren.

Diese Präparate werden in der Wärme bis zu einem niedrigen Wassergehalt getrocknet und dann in Form von Pulver aufbewahrt. Über die hierfür geeignetste Temperatur und den beim Trocknen zu erreichenden Wassergehalt gehen die Meinungen auseinander. FOCKE empfiehlt Trocknen bei 85 ° bis zu einem Wassergehalt von 2 %, JOACHIMOGLU trocknet bei 60 °, nach den Untersuchungen von DE LIND VAN WIJNGAARDEN hat ein von MEULENHOFF bei 55 ° bis zu einem Wassergehalt von 5 % getrocknetes Pulver seinen Valor behalten, während bei höherer und geringerer Temperatur bearbeitete Blätter ihre Stärke veränderten.

Man hat wohl angenommen, daß die frischen Blätter direkt nach der Ernte besonders stark wirksam seien, um dann beim Trocknen nachzulassen. Man hat dies der Wirkung von Enzymen zugeschrieben. Um diese hypothetische Wirkung von Enzymen auszuschalten, hat man die frischen Blätter stabilisiert, d. h. mit oder ohne Alkoholdampf vor der Trocknung kurz erwärmt. Sichere Erfahrungen über die Zweckmäßigkeit einer derartigen Maßnahme fehlen aber bisher. Der

Valor (nach der Formel von Focke berechnet) verschiedener Proben von Folia digitalis, die in den letzten Jahren in dem Utrechter Pharmakologischen Institut untersucht wurden, schwankte zwischen 2, 4 und 6, während 4 als die mittlere Stärke eines guten Präparates anzusehen ist. Man muß daher in der Praxis mit großen Verschiedenheiten in der Stärke der Folia rechnen, und es ergibt sich somit die Notwendigkeit der physiologischen Wertbestimmung. Die Meinung, daß in Gärten gezogene Pflanzen stets schwach wirksame Folia liefern, ist sicher falsch, denn in Holland gezogene Exemplare ergaben neben sehr niederen, z. B. 2,8, auch sehr hohe Valorzahlen bis 6. Auch Straub hat bei gezüchteten Pflanzen gute Wirksamkeit gefunden. Von allen Untersuchern wird bestätigt, daß die Stärke nach Standplatz, Witterung und Zeit des Pflückens wechselt. Auch auf demselben Gelände findet man individuelle Verschiedenheiten zwischen den einzelnen Pflanzen. Wasicky hat unlängst mitgeteilt, die Blätter enthielten nach Belichtung mehr Glucoside als im Dunkeln, und empfiehlt daher, die Pflanzen am späten Mittag zu sammeln.

Die holländische Pharmakopöe schreibt, um möglichst gleichwertige Präparate zu erhalten, die Verwendung von im Lande gezogenen Pflanzen vor.

Die Vorschrift, die Blätter der zweijährigen blühenden Pflanze zu sammeln, beruht darauf, daß man die Blätter des ersten Jahres für minder wirksam hielt. Da durch die Untersuchungen von Straub, Focke, Joachimoglu u. a. erwiesen ist, daß diese Ansicht falsch ist und die Blätter des ersten Jahres ebenso wirksam sein können wie die des zweiten, kann diese Vorschrift fortfallen, besonders da die pharmakodynamischen Werte jetzt sachgemäß festgestellt werden können.

Hierdurch wird der Anbau ökonomischer gestaltet. Auch im Herbst kann man oft recht gehaltreiche Blätter erhalten. Focke gibt an, die größte Wirksamkeit werde im ersten Jahre im Herbst, im zweiten Jahre kurz vor und während der Blüte erreicht. Ist auch über die meisten hier erwähnten Punkte weitere Untersuchung erwünscht, so geht doch aus dem oben Gesagten hervor, daß es möglich ist, wirksame Digitalisblätter zu erhalten und sie lange in unveränderter Stärke aufzubewahren.

Wird Pulvis foliorum digitalis als solches per os verabreicht, dann überläßt man es dem Digestionsapparat, die wirksamen Bestandteile daraus herauszuholen und zu resorbieren. Die klinische Erfahrung hat gelehrt, daß das genügend der Fall ist, und daß man auf diese Weise sehr gute therapeutische Erfolge erzielen kann. Viele Kliniker geben darum dieser Art der Verabreichung den Vorzug. Von alters her sind aber galenische Präparate in Gebrauch, bei denen die Glucoside in Lösung gebracht werden. Es sind: das Infus, die Tinktur und das Acetum. Es wäre nun zu erörtern, wieviel diese Präparate von den wirksamen Substanzen des verarbeiteten Blätterpulvers enthalten.

Das Infus wird nach der niederländischen Pharmakopöe aus den Blättern mit der 200fachen Wassermenge hergestellt ($^1/_2$ %). Hierbei wird keine wesentlich höhere Temperatur als 90° erreicht und bei dieser Temperatur 15 Minuten extrahiert. Das Infus enthält nach den Untersuchungen von SLUYTERS und DE LIND VAN WIJNGAARDEN ebensoviel wirksame Bestandteile, wie man nach der verwickelteren Methode von STRAUB (s. u.) und bei Alkoholextraktion im Soxhlet nach HEFFTER erhalten kann. Nach der Infusbereitung kann man nach Versuchen von DE LIND VAN WIJNGAARDEN und MEULENHOFF aus dem extrahierten Pulver mit Alkohol nur noch 0,5 bis 1,2 % der gesamten Wirksamkeit gewinnen. Man kann demnach ruhig annehmen, daß das nach der holländischen Pharmakopöe hergestellte Infus 99 % der Wirksamkeit enthält. Zum selben Ergebnis kamen WEISS und HATCHER (36). Diese geben als Vorbedingungen für die vollständige Extraktion bei der Infusbereitung an: große Feinheit des Pulvers (B ^{60} der amerik. Ph.); große Menge von Extraktionsflüssigkeit (mindestens 1:100), Extraktion während einer Stunde unter gründlichem Umrühren bei einer Temperatur von 100°. Unter diesen Umständen konnten sie aus dem Pulverrückstand mit Alkohol keine wirksamen Substanzen mehr gewinnen.

Wird diesen Vorschriften nicht entsprochen, dann enthält das Infus weniger wirksame Stoffe.

Bei einer Konzentration von 3:100 erhält man nur 70 % der Wirksamkeit (HATCHER), bei einer Konzentration von 4:100 75 % (SCHMIEDEBERG). Das Infus nach der deutschen Pharmakopöe ist $^1/_2$ %, bei der Herstellung wird aber siedendes Wasser aufgeschüttet und nur 5 Minuten erwärmt. Die Stärke dieses Infuses beträgt nach STRAUB (56) 59 %, nach SLUYTERS (37) 76 % der totalen Stärke.

Da das reine krystalline Digitoxin außerordentlich schwer wasserlöslich ist, fragt es sich, wieso man bei der Infusbereitung die ganze Wirkung erhält. Es ist das aber nicht erstaunlich; denn die Löslichkeit des Digitoxins beträgt 1:14000. Bei der Herstellung von $^1/_2$ % Infus würde aber, wenn wir den Digitoxingehalt der Blätter mit $^1/_3$ % annehmen, die Konzentration des Digitoxins nur 1:60000 betragen. Es ist somit genügend Spielraum für die Lösung des Digitoxins vorhanden und man braucht nicht einmal die Möglichkeit zu berücksichtigen, daß das Digitoxin im Blatt nicht als solches, sondern in einer löslicheren Form vorhanden ist und daß in dem Infus Saponine und andere Substanzen vorkommen, die die Löslichkeit des Digitoxins erhöhen könnten.

Übrigens hat WIECHOWSKI (57) kürzlich mitgeteilt, daß sogar durch Kolieren mit kaltem Wasser dem Pulver alle wirksamen Bestandteile entzogen werden können.

Arbeitet man mit beschränkten Mengen kalten Wassers, dann gehen nicht alle Bestandteile gleich leicht in Lösung, und man erhält verschiedene Fraktionen. Hierauf beruht die in der letzten Zeit vielfach angewandte Methode von STRAUB. Hierbei wird das Pulver mit der 25 fachen Menge kalten Wassers geschüttelt (6 Std.) und dann das Wasser mit Chloroform ausgeschüttelt. Das im Wasser Zurückbleibende nennt STRAUB die Digitaleïnfraktion, das in das Chloroform Übergehende und nach Entfernung des Lösungsmittels sich wieder leicht in Wasser Lösende die Gitalinfraktion. Der Rest des Pulvers wird dann mit der $12^{1}/_{2}$ fachen Menge $50^{0}/_{0}$igen Alkohols ausgezogen; das hierin Übergehende nennt STRAUB die Digitoxinfraktion. Aus dem bei der Infusbereitung Gesagten folgt, daß keine dieser Fraktionen (vielleicht mit Ausnahme der Digitoxinfraktion) eine reine Lösung der Digitalisglucoside sein kann, sondern daß es sich um Gemische handelt, in denen das eine oder andere Glucosid vorwiegt. Dies hindert nicht, daß die Methode von STRAUB sehr dazu geeignet ist, sich über die Verteilung der verschiedenen Fraktionen in bestimmten Präparaten zu orientieren. Vergleichende, u. a. auch in Utrecht angestellte Untersuchungen zeigten, daß man bei der STRAUBschen Extraktionsmethode ebensoviel erreicht als bei der oben beschriebenen Infusbereitung, das heißt, daß praktisch alle wirksamen Substanzen in Lösung gehen.

Der Vorteil des Infuses ist, daß manche Patienten es besser vertragen als das Pulver. Es wird daher von vielen Ärzten mit Vorliebe verschrieben, während gerade in der letzten Zeit andere Kliniker wieder mehr zum Pulver zurückkehren. Der große Nachteil des Infuses ist, daß es leicht schimmelt, sauer wird und verdirbt. Hierbei läßt die Wirksamkeit nach, so daß man nicht mehr von einem konstanten Präparat sprechen kann. Dieses Unwirksamwerden muß man aber nicht überschätzen: HATCHER zeigte, daß binnen einigen Wochen die Stärke nicht abnahm, MEULENHOFF und DE LIND VAN WIJNGAARDEN fanden binnen drei Tagen einen Rückgang um $10^{0}/_{0}$. Ferner fand HATCHER (58), daß ein stark schimmelndes Infus nach $^{1}/_{2}$ Jahr noch $50^{0}/_{0}$ seiner ursprünglichen Wirksamkeit besaß.

Um das Infus haltbar zu machen, wurden verschiedene Methoden vorgeschlagen, z. B. Zusatz von $10^{0}/_{0}$ Alkohol (FOCKE [53]), Zusatz von Alkali (für die Erhaltung der Glucoside wahrscheinlich nicht förderlich) usw. Kürzlich hat HATCHER (36) mitgeteilt, daß das Infus sterilisiert und in Röhren von paraffiniertem Glas gefüllt, nicht verdirbt und seinen Wert mindestens zwei Jahre behält.

Wünscht man außer dem Pulver und dem Infus andere, sei es konzentriertere oder weniger schnell verderbliche Präparate, so kann man Tinktur oder Acetum verwenden.

Was bei der Tinkturbereitung vor sich geht, ist noch nicht völlig zu übersehen; sicher ist nur, daß man mit Alkohol sehr wirksame Extrakte erhalten kann. Ebenso sicher ist, daß Tinkturen verschiedener Herkunft sehr verschiedenen Wert haben können. Durch Perkolieren mit 70 % Alkohol nach der Vorschrift der amerikanischen Pharmakopöe lassen sich nach WEISS und HATCHER ziemlich alle wirksamen Bestandteile aus dem Pulver extrahieren, so daß das aus dem Blätterrückstand bereitete Infus völlig unwirksam ist. Auch JOACHIMOGLU (55) erhielt auf diese Art oft maximale Extraktion, er erhielt aber bei verschiedenen Versuchen sehr wechselnde Ergebnisse. Die nach dem deutschen Arzneibuch hergestellte Tinktur enthielt 75 %, die nach FOCKE 60 % der maximalen Wirksamkeit. Eine von uns nach der niederländischen Pharmakopöe hergestellte Tinktur entzog den Blättern dieselbe Wirkungsmenge wie das Infus, enthielt somit die gesamte Wirksamkeit in einer zwanzigmal stärkeren Konzentration als jenes.

Der Einfluß der Entfettung des Digitalisblattes auf die Stärke der Tinktur steht noch nicht fest.

In Amerika wird die Frage erörtert, ob schwacher oder konzentrierter Alkohol den Vorzug verdient. SHARP und BRANDSON (40) fanden ebenso wie GOTTLIEB, daß man mit 70 %igem Alkohol größere Wirksamkeit erhält als mit 99 %igem. PICK und WASICKY konnten mit schwachem Alkohol alles extrahieren (41).

Sehr merkwürdig ist HEFFTERS Mitteilung, daß bei langdauernder Extraktion (bis 20 Stunden) mit absolutem Alkohol im Soxhlet aus den Blättern mehr ausgezogen werden kann als bei allen anderen Extraktionsmethoden (z. B. Infus, fraktionierte Extraktion nach STRAUB usw.). Es ist dies um so auffallender, als gerade, wie oben erwähnt, die Gitalinfraktion durch Alkohol zum Teil zersetzt wird. Die Ursache dieses Widerspruchs steht noch nicht fest. Nach SLUYTERS soll dieses Ergebnis nur ein scheinbares sein und bei Wertbestimmungen an Katzen nicht gefunden werden. Auch muß an die Möglichkeit gedacht werden, daß durch die Bearbeitung mit Alkohol Glucoside aus unwirksamen Vorstufen freigemacht werden. Hierüber sind weitere Untersuchungen erforderlich.

Die Haltbarkeit der Tinkturen konnte angezweifelt werden, da es nicht ausgeschlossen war, daß die Enzyme in alkoholischer Lösung noch Veränderungen hervorriefen.

JOACHIMOGLU (59) stellte Untersuchungen über die Haltbarkeit an. Eine von ihm hergestellte Digitalistinktur (ursprünglich Stärke 143) blieb bei Aufbewahrung im Keller (Temperatur bis 18°) ein Jahr lang unverändert wirksam, während sie bei Zimmertemperatur bis 111, im Brutofen bei 37° bis 100 nachließ. Eine mit $NaHCO_3$ versetzte Tinktur besaß dann nur noch eine Wirksamkeit von 40—50. DE LIND VAN WIJNGAARDEN und MEULENHOFF fanden die Stärke der Tinktur der niederländischen Pharmakopöe nach $1^1/_2$ Jahren unverändert. In letzter Zeit wird aus Amerika mitgeteilt, daß einige bei intravenöser Injektion gut wirksame Tinkturen bei Verabreichung per os bei Katzen und Menschen unsicher wirken. HATCHER (60) und seine Mitarbeiter erklären das damit, daß diese Tinkturen vom Darm schwer resorbierbare Digitalisstoffe enthalten. Als solche werden angesehen Digitaleïn und für aus Samen hergestellte Tinkturen Digitalin, während Digitoxin und Gitalin gut resorbiert werden.

Das Acetum digitalis ist ein noch in Holland gebräuchliches Präparat. Es stammt aus Zeiten, in denen man zur Herstellung galenischer Präparate häufiger Essig verwandte. Auch bei der Herstellung einiger Digitaline findet Essigsäure Verwendung, wobei sicher die Gefahr besteht, daß die Glucoside zersetzt werden. Ob das Verfahren Vorteil bietet, ist unbekannt, es kann jedoch sicher Nachteile mit sich bringen. Jedenfalls kann unter Umständen das Acetum recht wirksam sein. Sluyters fand verschiedene Handelssorten verschieden wirksam. Ein von uns hergestelltes Acetum digitalis hat einen Wert von $\pm\,50\,^0/_0$ der in den Blättern vorhandenen Wirksamkeit.

Auf Grund chemischer und pharmakologischer Erwägungen kann man demnach vom Digitalispulver, dem Infus und mit den oben aufgezählten Einschränkungen auch von der Tinktur alles Gewünschte erwarten.

Die zahlreichen Spezialitäten der verschiedenen Fabriken bieten gegenüber gut wirksamen, physiologisch geeichten Blättern und den daraus hergestellten galenischen Präparaten keinen besonderen Vorteil. Zu ihrer Empfehlung wird meist angeführt, daß sie den Magen weniger reizen und keine kumulative Wirkung besitzen sollen, wobei es durchaus zweifelhaft ist, ob nicht beide Erscheinungen mit der Digitaliswirkung verbunden sind.

Von Gewicht ist vielleicht die einerseits von Straub und Krehl, andererseits von Hatcher und seinen Mitarbeitern stammende Mitteilung, daß die Gitalinfraktion besonders schnell aus dem Magen-Darmkanal resorbiert wird, so daß sich mit ihr auch per os eine prompte vollständige Wirkung erzielen läßt.

Caesar sah die Wirkung bei Verabfolgung der Gitalinfraktion (Verodigen) per os schneller eintreten als nach Infus, Eggleston (62) sah einmal den Erfolg schon nach zwei Stunden. Die einschlägigen Arbeiten sind jüngsten Datums und müssen weiter bestätigt werden, bevor ihre Ergebnisse als allgemeingültig angesehen werden können.

Auf jeden Fall ist das Bedürfnis nach einem zur intravenösen oder intramuskulären Injektion geeigneten Präparat vorhanden. Auch ist Brauchbarkeit zu subcutanen Einspritzungen erwünscht. Alle Digitalispräparate reizen aber bei subcutaner Injektion. Daneben enthalten die Galenica und die Spezialitäten mehr oder weniger Saponine, über deren Reizwirkung die Ansichten aber noch geteilt sind. Schließlich können noch die zugesetzten Konservierungsmittel stark reizend wirken. So enthält beispielsweise Digalen $30\,^0/_0$ Glycerin, das nach Sluyters die Ursache der starken Reizwirkung dieser Spezialität ist. Loeb und Loewe meinen aber, daß hieran ein anderer Bestandteil als das Glycerin schuld ist. Die Suche nach einer von jeder Reiz-

wirkung freien Spezialität verspricht daher a priori keinen Erfolg.
Loeb und Loewe (64) gingen der Wirkung verschiedener Digitalisglucoside und Präparate bei subcutaner und intracutaner Einspritzung
an Ferkeln nach. Sie fanden, daß Digitoxin stark reizte, Digalen etwas
weniger, noch weniger das 10 %ige Infus, dann k- und g-Strophanthin
und schließlich einzelne Fabrikpräparate, die praktisch keine Reizwirkung hatten. Sluyters fand, daß die Bindehaut des Kaninchens wohl
durch Digalen, aber weder durch die Gitalin-, noch durch die Digitaleïnfraktion, noch durch Digifolin gereizt wird.

Die galenischen Präparate enthalten neben. den Glucosiden noch
so viel Ballaststoffe, daß sie zur intravenösen Injektion nicht geeignet
sind. Man muß daher zur intravenösen Injektion Lösungen der reinen
Bestandteile oder eine der vielen dazu geeigneten Spezialitäten verwenden.   Die in Holland gebräuchlichste ist das Digalen, eine
Lösung des sogenannten Digitoxinum solubile Cloëtta mit 30 %
Glycerin. Wie sehr wahrscheinlich, und auch aus der späteren Mitteilung Cloëttas zwischen den Zeilen zu lesen, ist es mit dem
Kraftschen Gitalin identisch. Auch nach der Arbeit von Meyer
ist dies der Fall; durch Erwärmen erfährt es ebenso wie Gitalin
eine Abschwächung. Bis zur Aufnahme eines zur intravenösen Injektion geeigneten Digitalispräparates in die Pharmakopöe wird man
vorläufig zum Digalen oder einer der anderen Spezialitäten greifen
müssen.

Vor der Anwendung der verschiedenen im Handel befindlichen
sogenannten reinen Digitalisglucoside muß auf Grund chemischer und
pharmakologischer Überlegungen gewarnt werden. Entsprechend der
gegebenen Übersicht kämen als solche allenfalls in Betracht: Gitalin
und Digitoxin. Alle anderen: die zahlreichen Digitaline, das Digitaleïn und auch das Digitalinum verum aus Samen geben durch ihre
Eigenschaften keine Garantie für ihre Reinheit und dementsprechende
Wirkung. Gitalin ist als solches vorläufig nicht im Handel, wohl
aber die unter dem Namen Verodigen eingeführte Gitalinfraktion aus
den Digitalisblättern (in Tablettenform, nur für innerlichen Gebrauch).

Von den reinen Substanzen kommt somit für die therapeutische Anwendung vorläufig nur Digitoxin in Frage. Die „digitaline cristalisée"
der Franzosen wird therapeutisch viel verwendet. Eine Garantie für
ihre Wirksamkeit glaubte man in der Herstellung nach der genau
formulierten Vorschrift der französischen Pharmakopöe gefunden zu
haben, eine Garantie für gleichmäßige Wirkung gab diese aber nicht.
Nachdem jetzt allmählich die Eigenschaften der reinen Substanz fest-
stehen, kann man auf Reinheit prüfen.

Man muß aber im Auge behalten, daß die Handelssorten alle
mehr oder weniger Verunreinigungen enthalten, über deren Wirksamkeit keine ausreichende Sicherheit besteht, so daß selbst Digitoxin nicht unbedingt therapeutisch empfohlen werden kann.

Von den vielen Digitalispräparaten der letzten Jahre folgen hier die wichtigsten, soweit möglich mit der Angabe, was darunter zu verstehen ist.

Digalen, eine Lösung von 3 mg Digitoxinum solubile Cloëtta in 10 ccm unter Zusatz von 25 % Glycerin [1]; hiervon entspricht 1 ccm 150 mg Blätterpulver [2]; kommt an Stärke ungefähr einem 4 %igen Infus gleich (Meyer [38]). Man kann hieraus berechnen, daß es nur 27 % des Wirksamen enthält, was durch $\frac{1}{2}$ % Infus extrahiert werden kann. Nach Meyer (38) enthält es die unveränderten, mit kaltem Wasser auszuziehenden Glucoside.

Digifolin: 1 ccm entspricht 100 mg Blätterpulver [1]. Ist nach den Untersuchungen von Meyer (38) ebenso stark wie Digalen, woraus hervorgeht, daß es im Verhältnis zu den verwandten Blättern relativ stärker ist. Nach Meyer enthält es kein unverändertes Gitalin.

Digipan: Ist nach Meyer (38) ein mit Digalen völlig übereinstimmendes Präparat, das sogar die gleiche Stärke besitzt.

Digipurat: Ist ein gereinigter Digitalisextrakt, der die wirksamen Digitalisbestandteile in der Form, in der sie im Blatt vorkommen, enthalten soll [1]. Hergestellt durch Extraktion mit hochprozentigem Alkohol und Fällung mit Äther. 1 ccm = 100 mg Blätterpulver [1]. Ist nach Meyer (38) doppelt so stark wie Digalen, woraus zu berechnen ist, daß es 80 % der den Blättern durch das Infus zu entziehenden Bestandteile enthält. Nach Meyer enthält es aber kein unverändertes Gitalin.

Digitalysate: Sind durch Dialyse [3] hergestellte Präparate. Die bekanntesten sind die von Bürger und von Golaz. 1 ccm des ersteren entspricht 120 mg Blätterpulver (Dornblüth). Es ist ca. 1$\frac{1}{2}$ mal so stark wie Digalen (Meyer [38]), woraus sich berechnen läßt, daß in ihm 50 % der durch Infus dem Blatt zu entziehenden wirksamen Bestandteile vorhanden sind. Enthält nach Meyer kein unverändertes Gitalin. Das Dialysatum Golaz (= Digital Golaz) soll an Stärke dem frischen Blatt entsprechen; demnach ist es (da das trockene Blatt $\pm$ 20 % des frischen ausmacht), ungefähr 5 mal schwächer als das Blätterpulver.

Verodigen: Ist die Gitalinfraktion und nur in Tablettenform im Handel.

Adigan, Corvult, Digitalon, Digitotal, Digistrophan, Liquitalis und andere Digitalispräparate, deren Herstellung geheim gehalten wird und großenteils unbekannt ist, besitzen keine besonderen Vorteile.

---

[1] Nach Angabe des Fabrikanten auf der Verpackung.
[2] Dies stand wenigstens früher auf der Verpackung, jetzt nicht mehr.
[3] Die eigentliche Darstellung wird geheim gehalten; soweit bekannt, findet Dialyse mit Wasser, dann mit Alkohol statt.

3. Die wirksamen Bestandteile des Strophanthussamens.

Der als Ersatz für Digitalis empfohlene Strophanthussamen stammt von verschiedenen afrikanischen Strophanthusarten und wird in seinem Herkunftsland vielfach als Pfeilgift gebraucht. Seit 1886 ist er im Handel und besonders nach der Arbeit von Fraser (46) (1890) in die Heilkunde eingeführt. Vornehmlich drei Arten kommen in Betracht, von denen zwei offizinell sind; Strophanthus Kombe Oliver, in beinahe alle Pharmakopöen aufgenommen; Strophanthus hispidus P. A. Dc. in der französischen und der russischen Pharmakopöe neben Str. Kombe und Str. gratus (Wall et Hook), bis jetzt nicht offizinell, jedoch vielfach zur Herstellung des krystallisierten Strophanthins gebraucht.

Sowohl die botanische wie die chemische Untersuchung ist sehr mühsam, da die Handelsware meist aus Gemischen besteht, in denen sich Samen noch anderer Strophanthussorten befinden, z. B. Str. sarmentosus P. A. Dc. und Str. Emini (Ashers et Pax). Botanisch und chemisch unterscheiden sich die Samen der verschiedenen Strophanthusarten, und die daraus hergestellten Strophanthine besitzen ganz verschiedene Eigenschaften. Ebensowenig wie bei Digitalis vom Digitalin als dem wirksamen Bestandteil gesprochen werden kann, hat man daher auch das Recht, von Strophanthin als dem wirksamen Bestandteil des Strophanthussamens zu reden. Denn sowohl chemisch wie pharmakologisch bestehen sehr große Unterschiede zwischen den aus verschiedenen Samen hergestellten Strophanthinen. Therapeutisch darf darum auch nicht schlechthin Strophanthin verschrieben werden, ohne nähere Angabe, welches man meint. Außerordentliche Verwirrung ist dadurch eingetreten, daß mehrmals die chemische Untersuchung der Bestandteile an Samen vorgenommen wurde, deren Herkunft nicht feststand; so hat sich später herausgestellt, daß Fraser, der erste, der eine gute ausführliche Arbeit über Strophanthus hispidus schrieb, nicht diese Art, sondern Str. Kombe in Händen gehabt hat. Ebenso besteht kein Anlaß, die Resultate verschiedener vergleichend pharmakologischer Untersuchungen als beweisend anzusehen, da die Identität der verarbeiteten Materialien häufig nicht feststeht.

Vieles bezüglich der Strophanthuskörper ist noch unklar; soviel ist aber sicher, daß ganz verschiedene Glucoside unter dem Namen Strophanthin vorkommen. Hardy und Gallois (47) isolierten als erste ein sehr giftiges Glucosid (1877), das sie Strophanthin nannten. Fraser untersuchte es näher, während Arnaud (48) zum ersten Male ein gut krystallisiertes Glucosid als Strophanthin beschrieb. Er stellte es aus der Kombe-Art her. Später untersuchte Arnaud ein krystallisiertes Strophanthin aus Str. glaber Gabon (= Str. gratus), welches ganz andere Eigenschaften besitzt und das er für identisch hält mit dem aus Ouabaioholz (von Acocanthera abyssinica) isolierten Herzgift: Ouabain.

Die beiden krystallisierten Strophanthine von Arnaud haben ganz verschiedene Eigenschaften: das aus Kombesamen färbt sich bei

Zusatz von Schwefelsäure grün, das aus Gratussamen rot. Aus Hispidussamen ist bisher kein krystallisiertes Strophanthin gewonnen worden. THOMS (49) stellte sein krystallisiertes Strophanthin aus dem mit dem Glabersamen ARNAUDS identischen Gratussamen her.

COHN und KULISCH gewannen ein mit dem von ARNAUD aus Kombesamen hergestellten identisches Strophanthin ebenfalls aus Kombesamen, und zwar ebenso wie FEIST (51) in krystallisiertem Zustand.

FEIST kommt zu dem Ergebnis, daß abgesehen von dem mit Ouabain identischen Strophanthin von ARNAUD aus Gratussamen zwei verschiedene Strophanthine gefunden wurden, das eine von ihm und FRASER, das andere von ARNAUD, COHN und KULISCH, die auch bei Hydrolyse verschiedene Spaltprodukte liefern. Während er für das von FRASER und ihm beschriebene Glucosid den Namen Strophanthin beibehalten will, ebenso wie Strophanthidin für das Spaltprodukt, nennt er das Glucosid von ARNAUD, COHN und KULISCH, das von MERCK auch in den Handel gebracht wird, Pseudostrophanthin (Ψ-Strophantin) und das Spaltprodukt Pseudostrophanthidin (Ψ-Strophanthidin). THOMS wendet sich dagegen und weist auf die noch größere Verwirrung hin, die zu entstehen droht. Er übt Kritik an den Gründen, die FEIST zu seiner Einteilung veranlaßten und weist besonders auf die Schwefelsäurereaktion hin, die auch bei sogenanntem echtem Strophanthin einmal grün und einmal rot ist. THOMS weist ferner darauf hin, daß alle genannten Untersucher das Strophanthin aus Kombesamen herstellten. Wenn trotzdem die erhaltenen Präparate verschieden sind, kann man nur daraus schließen, daß die Produkte nicht immer gleich rein, oder daß sie aus Samengemischen hergestellt waren, die außer Kombe andere Sorten enthielten.

Abgesehen jedoch von der Frage, ob FEIST oder ein anderer das echte oder das Pseudostrophanthin in Händen hatte, wirft THOMS die Frage auf, ob es nur diese beiden Strophanthine gibt. Er selbst konnte aus Strophanthus Emini noch ein anderes Strophanthin mit ganz abweichenden Eigenschaften herstellen. THOMS meint, daß zwischen den verschiedenen Strophanthinen einfache Beziehungen bestehen (mehr oder weniger Konstitutionswasser oder Methylgruppen). Schon ARNAUD wies darauf hin, daß sein Kombestrophanthin von dem Ouabain aus Strophanthus glaber sich nur durch den Besitz einer Methylgruppe unterscheidet.

Alle diese Fragen können erst gelöst werden, wenn aus botanisch sicher bestimmten Strophanthussamen die Strophanthuskörper regelrecht isoliert und untersucht worden sind. THOMS nennt dies eine absolute Notwendigkeit, um zu einem sicheren Resultat zu kommen. Er selbst stellte eine ausführliche Untersuchung über das krystallisierte Glucosid aus Samen von Strophanthus gratus FRANCH an, dessen Identität völlig feststand.

THOMS rät dieses Gratusstrophanthin, von allen das bestcharakterisierte, therapeutisch anzuwenden. Zugleich schlägt er vor, die verschiedenen Strophanthine nach den Stammpflanzen zu nennen, aus denen sie hergestellt sind, was gegenwärtig denn auch geschieht. Z. B. g-Strophanthin aus Strophanthus gratus; h-Strophanthin aus Strophanthus hispidus; k-Strophanthin aus Strophanthus Kombe; e-Strophanthin aus Strophanthus Emini.

Bis jetzt wurde auf den ersten Vorschlag von THOMS nicht eingegangen; die therapeutische Anwendung blieb beschränkt auf den Kombesamen, und zwar besonders dadurch, daß auf das Einsammeln dieses Samens und den Handel damit mehr Sorgfalt verwendet wurde, und so ein zuverlässigerer Import stattfand. Außerdem konnte man nicht immer Gratussamen erhalten. Später wurde wieder angeraten, nur Hispidussamen zu verwenden. Aber auch das mißlingt infolge der Unmöglichkeit, sich stets ausreichendes Material zu verschaffen, das außerdem meist noch stark mit Strophanthus sarmentosus vermischt ist.

Gegenwärtig sind eigentlich nur Kombesamen im Handel, und es kostet viel Mühe, auch nur kleine Mengen von Gratus- und Hispidussamen in die Hand zu bekommen.

In den Handel kommen amorphes Kombestrophanthin von BOEHRINGER und MERCK und das krystallisierte Gratusstrophanthin von MERCK.

In dem Kombesamen kommt neben dem krystallisierten k-Strophanthin auch ein amorphes vor (auch von HEFFTER und SACHS (52) gefunden), dessen Wirkung noch größer sein soll, als die des g-Strophanthins und das dem aus Hispidussamen isolierten Strophanthin sehr ähnlich ist.

Über den Grad der Wirksamkeit der verschiedenen Strophanthine ist nicht viel Sicheres bekannt, was im Hinblick auf das über Reinheit und Herkunft Gesagte nicht verwunderlich ist. Vergleichende Untersuchungen ergeben keine großen Verschiedenheiten. k- und h-Strophanthin scheinen auch in der Wirkung übereinzustimmen.

Bei der Spaltung der verschiedenen Strophanthine entstehen entsprechende Strophanthidine neben ebenso verschiedenen Spaltprodukten. Die Spaltung verläuft meist unvollständig und liefert, wie gewöhnlich angenommen wird, unwirksame Strophanthidine. Doch hat man bei späteren Untersuchungen gefunden, daß auch die Strophanthidine eine typische Digitalis-Herzwirkung besitzen. Am wenigsten ist die Frage der Hydrolyse geklärt, weder chemisch noch pharmakologisch. Infolgedessen ist es vorläufig noch schwierig, sich über die Möglichkeit einer auf der Bestimmung des Strophanthidins beruhenden chemischen Wertprüfung ein Urteil zu bilden, da unter anderem vorher anwesendes Strophanthin mitbestimmt wird. Eine pharmakologische Wertbestimmung wie bei der Digitalis scheint vorerst die einzige Lösung.

Außer als reines Strophanthin wird Strophanthus noch als Tinktur angewandt. Strophanthustinkturen des Handels schwanken sehr in der Stärke, beispielsweise fand DE LIND VAN WIJNGAARDEN die eine Tinktur 6 mal stärker als die andere. JOACHIMOGLU fand die eine gut 3 mal so stark als die andere. Die Wirksamkeit der Strophanthustinkturen sinkt im Lauf der Zeit. JOACHIMOGLU fand nach 2 Jahren Abschwächung bis zu 60—80% der ursprünglichen Stärke.

HOLSTE (63) untersuchte g- und k-Strophanthin, das 2 Jahre lang gelöst in Ampullen aufbewahrt worden war. Die Lösung des reinen k-Strophanthins hatte an Wirksamkeit verloren; es ist aber nicht ausgeschlossen, daß das Glas, aus dem die Ampullen bestanden, ungeeignet war.

Literatur.

Eine Übersicht über die wichtigste Literatur bis 1848 findet sich bei PEREIRA, eine andere gute ausführliche Übersicht bis 1870 bei H. LUDWIG: Über die Bestandteile des roten Fingerhuts. Arch. d. Pharm. 1870. 194, S. 22 u. f.). Soweit die ursprüngliche Literatur nicht erhältlich war, ist sie daraus entlehnt.

1. PEREIRA: Elements of Materia medica 1855.
2. DESTOUCHES: Bullet. pharm. I, 123.
3. HAASE und REIN: Dissertatio de Digitali purpurea. Lipsiae 1812.
4. AUG. LE ROYER: Bibl. univ. d. Genève. 26, 102. 1824.
5. R. BRANDES: Arch. d. Pharm. 13, 146. 1825.
6. DULONG d'ASTAFORT, Journ. Pharm. 13, 379. 1827.
7. LANCELOT: Pharm. Zentralbl. 620. 1833.
8. RADIG: Pharm. Zentralbl. 209. 1835.
9. A. HENRY: Journ. d. pharmacol. du Midi. 306. 1837.
10. WALDING: Journ. of the Philadelphia College of Pharm. 1833.
11. TROMMSDORFF: Arch. d. Pharmakol. 120. 1837.
12. HOMOLLE: N. Journ. d. pharmacol. chim. 7, 57. 1845.
13. QUEVENNE: Journ. des connaissances medic. pratiques.
14. E. HOMOLLE et F. A. QUEVENNE: Mémoire sur la digitaline et la digitale. Arch. d. Physiologie de Boucharda 1854.
15. A. BUCHNER: Repert. Pharm. III, 9, 38. 1851.
16. G. F. WALZ: Jahrb. f. prakt. Pharm. XII, 85. 1846; 20. 1847; 29. 1850; 302. 1858.
17. KOSMANN: Journ. d. connaiss. méd. pratiques. 67. 1845; Journ. pharmacol. 3, XXXVIII, I.
18. JULES LEFORT: C. R. 1864.
19. C. A. NATIVELLE: Moniteur scient. du Dr. QUESNEVILLE. 132. 1867; Journ. pharmacol. chim. IX, 253. 1869; I, 192, II, 430. 1872; II, 80. 1874; 447. 1882.
20. BOUDET: Journ. pharmacol. chim. 460. 1872.
21. O. SCHMIEDEBERG: Arch. f. exp. Pathol. u. Pharmakol. 3, 16. 1875.
22. ARNAUD: C. R. 109, 679, 701. 1889.
23. KILIANI: Arch. d. Pharmakol. 250. 1892; 448, 460. 1893; 334. 1894; 299, 311 698. 1895; 273, 481. 1896; 446, 455. 1897; 13. 1914; Ber. Chem. Ges. 1555. 1890; 339, 3951. 1891; 216. 1892; 2454. 1898; 341, 2196, 2201. 1899; 3561. 1901; 2990. 1907.
24. KILIANI und WINDAUS: Arch. d. Pharmakol. 458. 1899.

25. Cloëtta: Arch. f. exp. Pathol. u. Pharmakol. 41, 421.
26. Cloëtta: Ibid. 45, 435.
27. Cloëtta: Münch. med. Wochenschr. 1466. 1904; 2281. 1906.
28. Kiliani: Ibid. 886, 987. 1907; Ber. chem. Ges. 2996. 1907.
29. Kraft: Arch. d. Pharmakol. 118. 1912.
30. Kiliani: Arch. d. Pharmakol. 562. 1913; 13, 26. 1914; 255. 1916.
31. Straub: Arch. f. exp. Pathol. u. Pharmakol. 52. 1917.
32. Cloëtta: Arch. f. exp. Pathol. u. Pharmakol. 113. 1920.
33. Focke u. a.: Arch. d. Pharmakol. 270. 1919; 5. Heft. 1910.
34. O. Schmiedeberg: Arch. f. exp. P. u. Ph. 307. 1910.
35. Hatcher und Brodie: Americ. journ. of Pharmacol. 360. 1910.
36. Hatcher und Weiss: Journ. of the Americ. med. assoc. Nr. 8, 508. 1921.
37. A. H. M. J. G. Sluyters: De standaardisatie van digitalis. Diss. Utrecht. 1920.
38. Meyer: Arch. f. exp. Pathol. u. Pharmakol. 81, 261. 1917.
39. Hatcher und Eggleston: Journ. of the Americ. med. assoc. 65. 1915.
40. Sharp und Branson: Pharm. journ. and pharmacol. 131. 1912.
41. Pick und Wasicky: Wien. kl. Wochenschr. 6. 1917.
42 Heffter: Berl. kl. Wochenschr. 28. 1917.
43. Joachimoglu: Arch. f. exp. Pathol. u. Pharmakol. 307. 1920; Arch. d. Pharm.
      33. 1920.
44. Walter: Über die Bewertung der Digitalispräparate. Inaug.-Diss. Rostock.
      1914.
45. Focke, Zeitschr. f. exp. Pathol. u. Therap. Bd. 14. Die Weiterentwicklung
      der physiolog. Digitalisprüfung.
46. Fraser: Trans. of the royal soc. of Edinburgh. XXXV. 1890; 955. 1896.
47. Hardy und Gallois: Cpt. rend. 261. 1877.
48. Arnaud: Cpt. rend. 106, 1101, 1162. 1888; 107, 179, 1162. 1889; 126, 346. 1898.
49. Thoms: E. Gilg, H. Thoms, H. Schedel, Die Strophanthus-Frage. 1904.
50. Kohn und Kulisch: Ber. d. Chem. Ges. 514. 1898.
51. Feist: Ibid. 534. 1898; 2063, 2091. 1900.
52. Heffter und Sachs: Biochem. Zeitschr. 40, 83. 1912.
53. Focke: Zeitschr. f. exp. Pathol. u. Therap. 14, 262. 1913.
54. Gottlieb: Münch. med. Wochenschr. 813. 1914.
55. Joachimoglu: Arch. f. exp. Pathol. u. Pharmakol. 86, 307. 1920.
56. Straub: Arch. f. exp. P. u. Ph. 80, 52. 1917.
57. Wiechowski: Therapeut. Halbmonatsschr. 681. 1921.
58. Hatcher und Eggleston: J. Am. med. Ass. S. 1902. 1915.
59. Joachimoglu: Arch. f. exp. P. u. Ph. 91, 156. 1921.
60. Hatcher: Journ. of the Am. med. assoc. II, 460. 1920.
61. Caesar: Dtsch. Arch. f. klin. Med. 134, 76. 1920.
62. Eggleston: Journ. of the Am. med. assoc. II, 463. 1920.
63. Holste: Zeitschr. f. exp. Pathol. u. Therap. 22, I. 1921.
64. Loeb und Loewe: Therapeut. Monatsschr. 30, 74, 220. 1916.

III. Die pharmakologische Wirkung der Digitaliskörper.

Die Digitalis- und Strophanthuspräparate und daneben in geringerem Maße die aus Scilla, Helleborus, Apocynum usw. werden zur Bekämpfung der Herzschwäche und bestimmter Unregelmäßigkeiten des Herzschlages angewandt. Sie üben schon in therapeutischen

Dosen ihre Wirkung nicht allein auf das Herz selbst, sondern auch auf Blutgefäße und Vaguszentrum aus.

Über den Mechanismus dieser Wirkungen ist seit den Tagen WITHERINGS, TRAUBES und SCHMIEDEBERGS ungeheuer viel gearbeitet worden, so daß hier nur die Hauptergebnisse angeführt werden können. Die älteren Versuche wurden fast durchweg an Fröschen angestellt. Da wir aber heute über genügend Untersuchungen an Warmblütern verfügen, sollen hier nur die Wirkungen auf letztere beschrieben und nur in den wenigen Fällen, wo noch unsere Kenntnisse Lücken aufweisen, die Ergebnisse der (zur vergleichenden Pharmakologie gehörigen) Froschversuche herangezogen werden.

1. Wirkung auf das Herz.

Therapeutische Dosen von Digitaliskörpern verursachen an dem isolierten, von der Verbindung mit dem Zentralnervensystem abge-

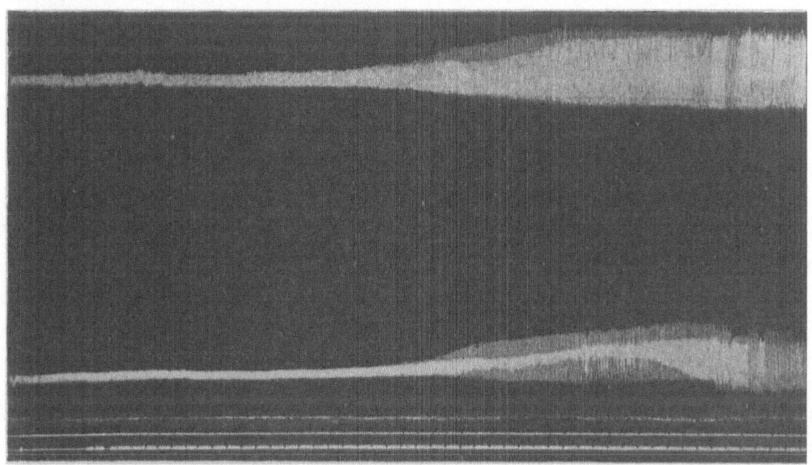

Abb. 1. Registrierung der Bewegungen des nach LANGENDORFF isolierten Kaninchenherzens. Oben: Vorhof; in der Mitte: Kammerkontraktionen; unten: Zeit in Sekunden und 10 Sekunden. Vom Anfang der Abbildung an Durchströmung mit strophanthinhaltigem Ringer, (2 mg auf 500 ccm), wodurch nach 4 Minuten eine außerordentliche Verstärkung der Bewegungen auftritt.

schnittenen Säugetierherzen keine Änderungen der Frequenz, sondern führen zu einer mehr oder weniger ansehnlichen Verstärkung der Herzkontraktionen.

Diese Wirkung tritt in den verschiedenen Versuchen um so auffallender hervor, je schlechter die Herzaktion zuvor war; sie läßt sich aber auch bei gut schlagenden Herzen zeigen. Abb. 1 zeigt eine derartige Strophanthinwirkung an einem nach der LANGENDORFFschen Methode isolierten Kaninchenherzen, das außerhalb des Körpers mit einer RINGERschen Salzlösung durch die Coronargefäße durchströmt wurde. Es tritt eine sehr ansehnliche Vergrößerung der Kontraktionen auf. Zum ersten Male wurde dies von HEDBOM (9) beschrieben.

Genaue Versuche haben gelehrt, daß hierbei die Fähigkeit des Herzens, bei der Systole hohe Druckwerte zustande zu bringen, vergrößert wird, ebenso die Fähigkeit der Muskelelemente, sich zu verkürzen und so ein größeres Schlagvolumen auszuwerfen.

Das erstere ergibt sich aus Abb. 2, welche die Herzkontraktionen eines nach LANGENDORFF isolierten Katzenherzens wiedergibt, wobei in die linke Kammer ein kräftiger Gummiballon eingelegt wurde, der mit einem Frankmanometer verbunden war (1). Hierbei kann das Herz seinen Inhalt nicht verkleinern (isometrische Kontraktionen) und bei jeder Kontraktion wird der höchste Druck erreicht, den das Herz unter den vorhandenen Bedingungen erreichen kann. Die niedrigere Kurve gibt die Kontraktionen vor, die höhere Kurve nach Zufuhr einer kleinen Strophanthinmenge wieder (1:1500000). Die

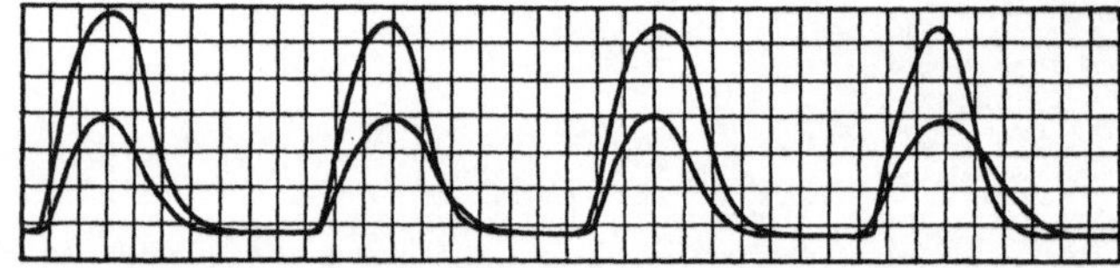

Abb. 2. Druckkurven bei isometrischen Kontraktionen eines Langendorffherzens. Hohe Kontraktionen: nach Strophanthin 1:1500000, niedrige Kontraktion: Normalperiode. Vertikale Linien: $^1/_{20}''$, horizontale Linien: 10 mm Hg (nach MAGNUS und SOWTON).

Frequenz wird nicht verändert; die einzige Erscheinung, die auftritt, ist die, daß nach Strophanthin sehr viel höhere Druckwerte erreicht werden als vorher. Da dies innerhalb derselben Zeitspanne geschieht, verlaufen die Kurven nach Strophanthin viel steiler; mit anderen Worten, das Herz kann eine bestimmte Druckerhöhung in einer viel kürzeren Zeit zustande bringen, als vor der Strophanthinzufuhr.

Abb. 3 stammt von einem Versuch, bei dem der in den Ventrikel gebrachte Ballon nicht mit einem Druck-, sondern mit einem Volumschreiber verbunden war (2). Hierbei tritt während der Kontraktion keine Druckerhöhung im Ventrikel auf, sondern nur die auf der Verkürzung der Muskelelemente beruhende Volumänderung wird registriert, die bei intakter Zirkulation die Austreibung von Blut nach der Aorta verursachen würde (isotonische Kontraktion). Auch die Volumänderungen vergrößern sich unter dem Einfluß von Strophanthin ansehnlich.

Die Herzarbeit kann annähernd berechnet werden als das Produkt aus dem Schlagvolumen und dem Druck, gegen den dieses Schlagvolumen ausgeworfen wird.

Da aus den oben beschriebenen Versuchen hervorgeht, daß unter Digitaliswirkung sowohl die Fähigkeit zur Druckerzeugung, als auch die zur Verkürzung der Muskelelemente zunimmt, so kann schon hieraus gefolgert werden, daß die Arbeitsfähigkeit des Herzens vergrößert werden muß. Berechnungen zeigen, daß die Herzarbeit unter günstigen Bedingungen bis aufs Dreifache vergrößert werden kann, wobei auch hier berücksichtigt werden muß, daß diese Vergrößerung bedeutender ist, wenn das Herz sich zuvor in einem Schwächezustand befand (2). Diese Ergebnisse wurden von späteren Untersuchern bestätigt.

Das Herz arbeitete bei diesen Versuchen ohne Durchblutung der Herzhöhlen. Bock (49) setzte bei seinem Präparat, bei dem der große Kreislauf durch einen künstlichen Kreislauf mit konstantem Widerstand ersetzt war, Digitalis zu. Unter dem Einfluß von Digitalis stieg der Druck auf der arteriellen Seite. Dies konnte nur auf der Tatsache beruhen, daß das Herz mehr Blut von der venösen nach der

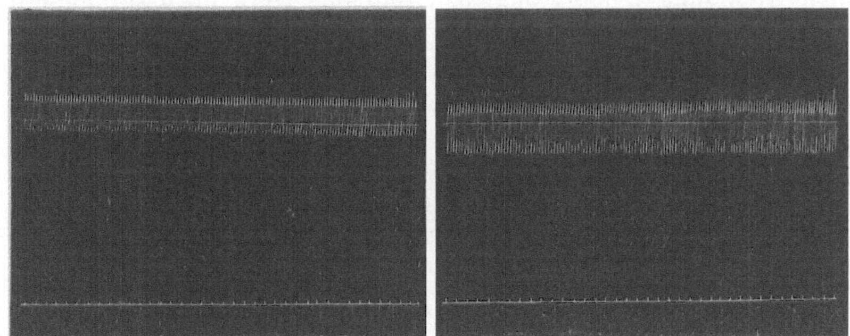

Abb. 3. Volumschwankungen des Langendorffherzens bei isotonischen Kontraktionen. a Normalperiode, b nach Strophanthin 1:1000000 (nach Gottlieb und Magnus.)

arteriellen Seite schaffte. Auch hier schien das hypodyname Herz am stärksten beeinflußt zu werden.

Bei intakter Zirkulation führt das Herz weder rein isometrische, noch rein isotonische Kontraktionen aus, sondern tatsächlich eine Kombination beider. Während der Anspannungszeit, während der die venösen und arteriellen Ostien geschlossen sind, wird der Inhalt des Ventrikels unter Druck gesetzt (isometrische Phase). Sowie dieser Druck höher wird, als der in der Aorta (oder Pulmonalis), öffnen sich die arteriellen Klappen und das Herz treibt seinen Inhalt unter Verkürzung der Muskelelemente nach der Arterie hin aus. Diese Phase verläuft annähernd isotonisch.

Die Veränderungen des Herzschlages bei intakter Zirkulation unter dem Einfluß von Digitaliskörpern gehen aus den folgenden, der Arbeit von de Heer entnommenen Abbildungen hervor.

Abb. 4 gibt die Druckveränderung im linken Ventrikel wieder. Die niedrigste Kurve stammt aus der Normalperiode eines schwach schlagenden Hundeherzens, wobei das langsame Steigen des Drucks in der isometrischen Phase auffällt. Nach Zusatz von Digitalis tritt eine vollständige Veränderung ein. Die Anspannungszeit ist erheblich verkürzt, obwohl (infolge Steigens des arteriellen Drucks) der Druck in der Kammer wesentlich höher ansteigen muß, bevor die Klappen sich öffnen und die Austreibung des Blutes beginnt (horizontaler Teil der Kammerdruckkurve).

In Abb. 5 werden die Volumänderungen desselben Herzens bei denselben vier Kontraktionen wiedergegeben. Das Absinken der Kurve entspricht der Volumverkleinerung der Kammern während der Austreibungsperiode. Die mit 1 markierte Kurve ist vor Digitaliszufuhr geschrieben, die drei andern danach. Man sieht deutlich, daß die Austreibung viel schneller erfolgt und die drei Kurven nach Strophanthin infolgedessen viel steiler verlaufen. Der Vergleich der beiden Abbildungen lehrt zugleich, daß das Herz nach Strophanthin

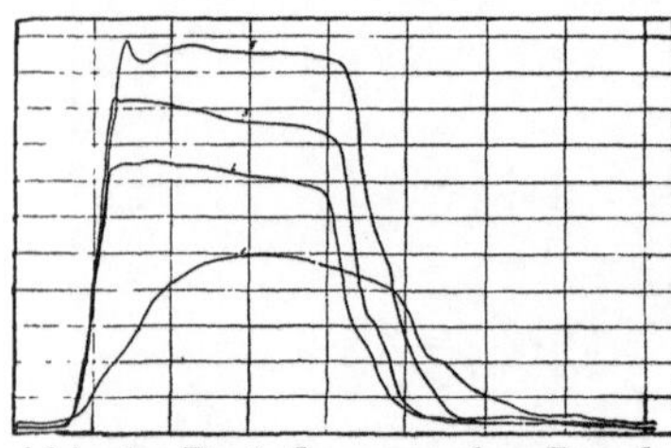

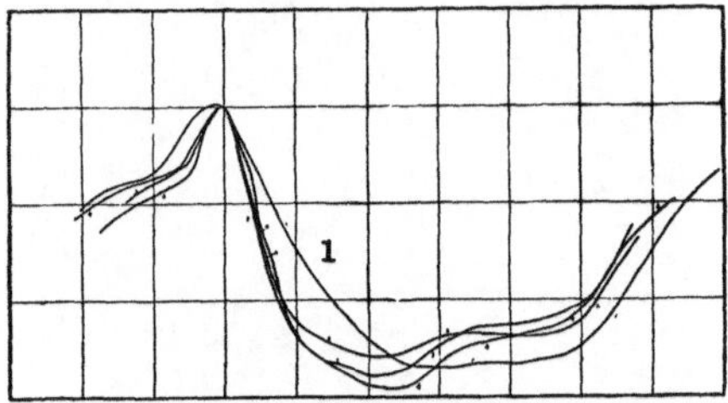

Abb. 4. Beeinflussung der Druckschwankung in der linken Kammer durch g-Strophanthin (nach DE HEER.)

Abb. 5. Beeinflussung der Volumschwankungen der Kammern durch g-Strophanthin (nach DE HEER.)

ein etwas größeres Schlagvolumen gegen einen erheblich erhöhten Widerstand auswirft und daß infolgedessen die Herzarbeit bedeutend (oft auf mehr als das Doppelte) erhöht ist.

Die neueren Untersuchungen über die Dynamik des Säugetierherzens, die mit im wesentlichen übereinstimmenden Ergebnisse am pharmakologischen Institut in Utrecht und in den Laboratorien von STARLING in London, PIPER in Berlin und H. STRAUB in München angestellt wurden, haben gezeigt, daß ein gesetzmäßiger Zusammenhang zwischen der Arbeitsfähigkeit des Herzens und dem Volumen des Herzens vor Beginn der Kontraktion besteht. Innerhalb bestimmter Grenzen kann das Herz bei der Kontraktion um so höhere Druckwerte erzielen und um so größere Schlagvolumina auswerfen, je größer seine Anfangsfüllung ist. Daher ist eine (allerdings nicht allzu große) Erweiterung für die Leistung des Herzens von Vorteil, unter physiologischen Verhältnissen tritt denn auch eine — physiologische — Erweiterung auf, wenn das Herz gegen einen erhöhten Widerstand arbeiten oder ein vergrößertes Schlagvolumen auswerfen muß. Mit Hilfe der sinnreichen Methode des isolierten Herz-Lungen-Kreislaufs, mit der Starling die physiologische Methodik bereichert hat, sind wir imstande, das Herz an einem künstlichen Kreislauf arbeiten zu lassen, den Widerstand und die Blutzufuhr nach Willkür zu verändern, die Volumen- und Druckveränderungen in allen Herzabschnitten genau zu messen und die unter allen möglichen Versuchsbedingungen zustande kommende Größe des Blutumlaufs zu bestimmen. Aus diesen Untersuchungen, besonders aus den Versuchen von Socin (5) und Schramm (6) hat sich ergeben, daß, wenn man ein Herz gegen ein und denselben Widerstand arbeiten und dasselbe Schlagvolumen auswerfen läßt, das Volumen, d. h. die Dilatation um so größer wird, je schwächer das Herz ist. Um gegen denselben Widerstand dasselbe Schlagvolumen auszuwerfen, bedarf das starke Herz einer kleineren Anfangsfüllung als das schwache. Lassen wir die Versuchsbedingungen in bezug auf Schlagvolumen und Widerstand unverändert, und schwächen wir das Herz durch bestimmte Gifte, wie Chloroform (Socin [5]) oder Kohlensäure (Patterson [7]), dann dilatiert es. Kräftigen wir es (Adrenalin [Schramm]) so nimmt das Volumen ab. Unter konstanten Versuchsbedingungen ist demnach der Grad der Dilatation der beste Maßstab für die Kraft des Herzens. Durch die Untersuchungen von Sluyters (8), die wir in letzter Zeit durch zahlreiche Versuche bestätigen konnten, ist nun erwiesen, daß das Herz unter dem Einfluß von Digitaliskörpern (Strophanthin) bei der Versuchsanordnung von Starling und bei unverändertem Schlagvolumen und Widerstand

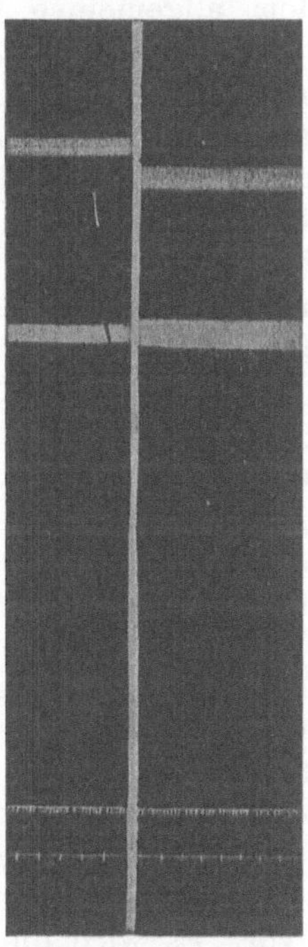

Abb. 6. Kurven von oben nach unten: 1 Gesamtvolumen beider Kammern. 2 Blutdruck. 3 Zeit in Sek. und 10 Sek. 4 Stromvolumen, jede Marke entspricht 14 ccm. Auf dem ersten Kurvenabschnitt bei 1 wird 0,03 mg g-Strophanthin auf 100 ccm Blut zugesetzt. Der zweite Kurvenabschnitt, 7 Min. später, zeigt eine Abnahme des diastolischen Herzvolumens um 1,6 ccm, oder über das 1½ fache des ursprünglichen Schlagvolums. Das Schlagvolum selber hat beträchtlich zugenommen, das Minutenvolum beträgt auf dem ersten Kurvenabschnitt 126 ccm, auf dem zweiten Abschnitt 147 ccm. [Nach Bijlsma u. Roessingh (53)].

sein Volumen verkleinert. Hierdurch wird bewiesen, daß seine Kraft zugenommen hat. Abb. 6 gibt ein gutes Beispiel.

Diese Wirkung ist den Klinikern schon lange bekannt. Bei geglückten Digitaliskuren haben einzelne Untersucher die Verkleinerung des dilatierten Herzens orthodiagraphisch nachweisen können, während aus dem allgemeinen Verhalten des Patienten geschlossen werden konnte, daß die Schnelligkeit des Blutumlaufs zugenommen und der Blutdruck meist nicht nachgelassen hatte. Diese klinische Erfahrung ist nach den beschriebenen Versuchen, bei denen man die Vorbedingungen beherrscht, als ein genaues Maß für die Verbesserung der Herzkraft zu verwerten.

Oben wurde darauf hingewiesen, daß die Dilatation des Herzens nur innerhalb bestimmter physiologischer Grenzen die Leistung verbessert. Wird der Widerstand oder das Blutvolum, das gegen einen hohen Widerstand ausgetrieben werden muß, zu groß, und wird dadurch ein bestimmtes Herzvolumen, d. h. die physiologische Dilatationsgrenze überschritten, dann nimmt bei weiterer Dilatation die Arbeitsfähigkeit des Herzens nicht mehr zu, sondern Schritt für Schritt ab. Unter diesen Umständen kann das Herz die jedesmal von der venösen Seite zufließenden Blutquanten nicht mehr austreiben, die Dilatation nimmt schnell zu und der diastolische Druck (Anfangsspannung) steigt. In den Versuchen nach STARLING kann man für jedes Herz bei konstantem Schlagvolumen den maximalen Widerstand bestimmen, bei dem diese pathologische Dilatation mit diastolischer Drucksteigerung auftritt. Schon a priori war es sehr wahrscheinlich, daß nach Zufuhr von Digitaliskörpern das Herz einen höhern Widerstand ohne pathologische Dilatation vertragen würde als zuvor. Es wird dies jedoch von einigen Untersuchern bestritten. Wir haben daher in letzter Zeit Versuche hierüber angestellt, wobei sich in der Tat erwies, daß nach Digitalis das Herz unter sonst konstanten Bedingungen einem höheren Druck gewachsen war als zuvor. Der folgende Versuch diene zur Erläuterung:

In einem unserer Versuche am isolierten Herzlungenpräparat nach STARLING konnte das Herz noch bei einem künstlichen Capillarwiderstand von 175 mm Hg eine wenn auch verminderte Zirkulation unterhalten. Wurde der Widerstand auf 180 mm Hg erhöht, dann war das Herz nicht mehr imstande, eine irgendwie nennenswerte Blutmenge auszutreiben: aus der venösen Öffnung floß das Blut nur noch tropfenweise. Nach Zusatz von 0,03 mg Strophanthin auf je 100 ccm Blut — einer therapeutischen Dosis — konnte 7 Minuten später noch bei einem Widerstand von 195 mm Hg eine Strömung unterhalten werden, bei einer Erhöhung auf 200 mm Quecksilber flossen noch eben Tropfen aus. Es ist das eine deutliche Verbesserung; zumal, wenn man bedenkt, daß ohne Strophanthin das zweitemal stets ein geringerer — oft sogar ein erheblich geringerer — Widerstand überwunden werden kann als das erstemal, da das Herz bei der ersten Forcierung geschädigt wird (5).

Damit sind die wichtigsten elementaren Wirkungen der Digitaliskörper auf das Herz beschrieben. Soweit wir bisher wissen, besteht kein wesentlicher Unterschied in der Wirkung der verschiedenen chemischen Stoffe aus der Digitalisgruppe. Insbesondere treten die beschriebenen Wirkungen nach Zufuhr von Glucosiden aus den Folia digitalis ebensogut auf wie nach den verschiedenen Strophanthinen.

Einige Besonderheiten, die nach Behandlung des isolierten Säugetierherzens mit kleinen therapeutischen Dosen noch beobachtet werden können, mögen hier folgen.

Auffallend ist, daß, wenn das isolierte Säugetierherz bei derartigen Versuchen in der Normalperiode aus irgendeinem Grund unregelmäßig schlägt, nach Zusatz von Digitalis diese Unregelmäßigkeiten verschwinden [HEDBOM (9), BRAUN und MAGER (10), GOTTLIEB und MAGNUS (2)]. Es zeigt sich das nicht nur bei Kammerunregelmäßigkeiten infolge Vorhofsflatterns, sondern auch bei extrasystolischer Irregularität.

Abb. 7 gibt hierfür ein Beispiel. Abb. 8 zeigt das Verschwinden des Alternans nach einer kleinen Dosis Strophanthin.

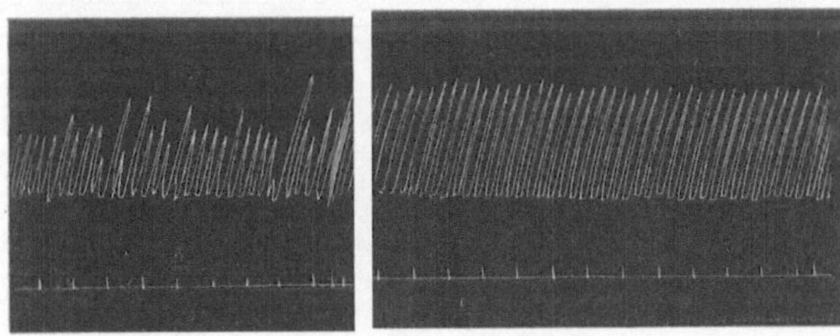

Abb. 7. Nach LANGENDORFF isoliertes Kaninchenherz. Besserung der Unregelmäßigkeit (Extrasystolen) durch Digitoxin. (Nach GOTTLIEB und MAGNUS.)

Eine Erscheinung, auf die hauptsächlich in letzter Zeit von amerikanischen Autoren hingewiesen wurde, ist eine Veränderung der Form des Elektrokardiogramms. Im therapeutischen Stadium nimmt sowohl beim Menschen, wie beim Versuchstier die Höhe der T-Zacke ab, so daß diese schließlich negativ wird.

Zur Erläuterung hiervon diene Abb. 9 aus COHN (11).

Eine wichtige Tatsache wurde weiterhin durch Versuche VAN EGMONDS (12) erwiesen, der am isolierten Kaninchenherzen (Langendorffmethode) durch Beschädigung des HISschen Bündels partiellen Herzblock hervorrief. Nach Zufuhr von Strophanthin zeigte sich, daß im Anfangsstadium der Wirkung (therapeutische Wirkung) die Reizleitung im Bündel sich besserte, so daß der Zeitraum zwischen Vorhofs- und Kammerkontraktion abnahm (Abb. 10). Ausdrücklich muß darauf hingewiesen werden, daß bei diesen Versuchen die Vaguswirkung ausgeschaltet war. Wir werden später sehen, daß schon im therapeutischen Stadium bei intakten Versuchstieren und beim Menschen eine Reizung des Vaguszentrums erfolgen kann, die zu einer Herabsetzung der Reizleitungsfähigkeit des Bündels führt. Man beobachtet daher in der Klinik nicht immer eine Besserung, sondern sogar öfters eine Verschlechterung der Reizleitung. Es geht das aus Abb. 9 hervor, wo der Abstand P R von 0,16 auf 0,18 zunimmt und demnach eine Verzögerung der Reizleitung vorliegt.

Die bisher beschriebenen Erscheinungen sieht man nach Digitalisdosen, die noch keinen schädlichen Einfluß auf das Herz haben,

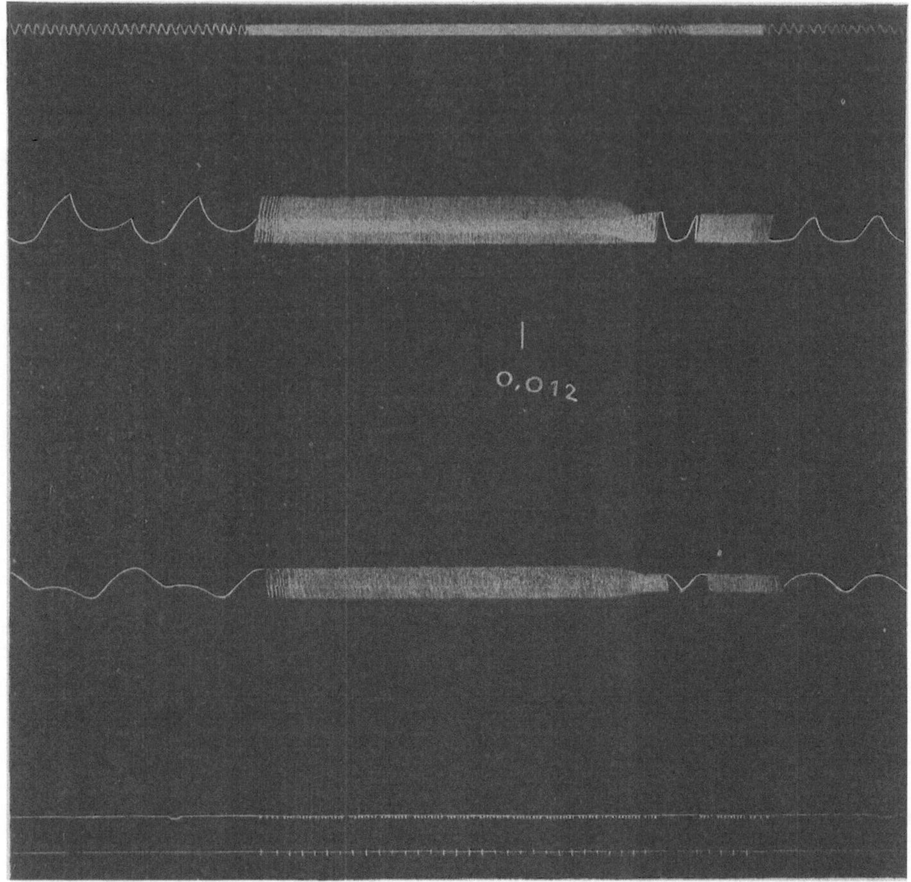

Abb. 8. Herz-Lungen-Kreislauf nach STARLING. Von oben nach unten: 1. Zeit in ¹/₂₅ Sek.; 2. Herzvolumen, 3. Blutdruck, 4. Zeit in Sekunden und 10 Sek., 5. Stromvolumen. An der markierten Stelle wurde Strophanthin zugefügt, wodurch der vorhandene Alternans binnen 30 Sekunden aufgehoben wurde. (Nach BIJLSMA und ROESSINGH.)

und die wir daher therapeutische Dosen nennen können. Nach Verabfolgung größerer Dosen kommen Veränderungen der Herztätigkeit zustande, die mit einer Verminderung der Herzleistung einhergehen und die daher als toxische anzusehen sind.

Am isolierten Herzen sieht man dann kleinere und schwächere
Kontraktionen. Bei zunehmender Vergiftung zeigt sich, daß das
Herz während der Diastole nicht mehr so vollständig erschlafft
und daß die Kurven sich langsam nach oben, d. h. nach der Seite

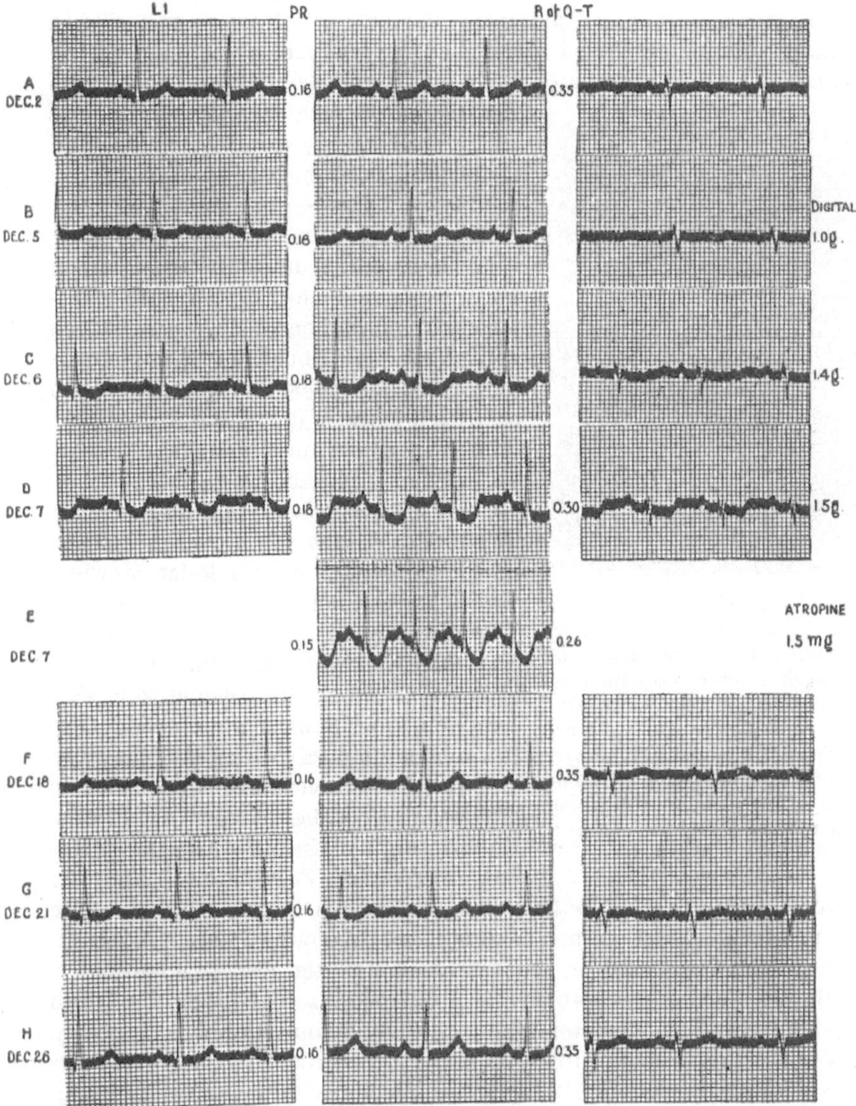

Abb. 9. Menschliches Elektrokardiogramm. Von links nach rechts Ableitung I,
II, III. Am 5.—7. Dez. wird Digitalis gegeben, wodurch am 6. und 7. Dez.
(besonders nach Atropin) die T-Zacke negativ wird. Am 18. Dez. ist diese
wieder positiv. (Nach Cohn, Fraser und Jamieson.)

der Systole verschieben. Es kommt so zu einer allmählich zunehmenden Contractur, die zum Schlusse in einen systolischen Stillstand übergeht. Diese Contractur ist, wenigstens anfänglich, noch nicht mit dem Herztod identisch. Erhöht man den Druck im Ventrikellumen und hebt man so die Contractur mechanisch auf, dann beginnen oft die Kammern wieder zu schlagen und ziehen sich dabei allmählich wieder zusammen, so daß aufs neue systolischer Stillstand eintritt. Die stillstehenden Kammern fahren noch eine Zeitlang fort, sich zu verkleinern, bis schließlich das Leben erloschen ist und der Herzmuskel sich hart anfühlt.

Neben dieser Verminderung der Kontraktionen und dem Eintritt der Contractur treten im toxischen Stadium noch verschiedene Formen von Herzunregelmäßigkeiten auf. Sie beruhen zum Teil auf abnormer Reizbildung, zum Teil auf Block. Während beim normalen Herzen die Reize vom Sinusknoten ausgehen und von da den verschiedenen Herzabschnitten zufließen, können im toxischen Stadium der Digitaliswirkung auch die niederen Zentren zu Ausgangspunkten der Reize werden. So sieht man z. B. die Reize vom TAWARAschen Knoten am Anfang des HISschen Bündels ausgehen. In diesem Fall findet dann die Systole von Vorkammer und Kammer gleichzeitig statt (atrioventrikuläres Schlagen). Meistens entstehen die abnormen Reize aber in der Kammer selber, indem unter dem Einfluß der Digitaliskörper die sogenannten tertiären Zentren zum Eingreifen

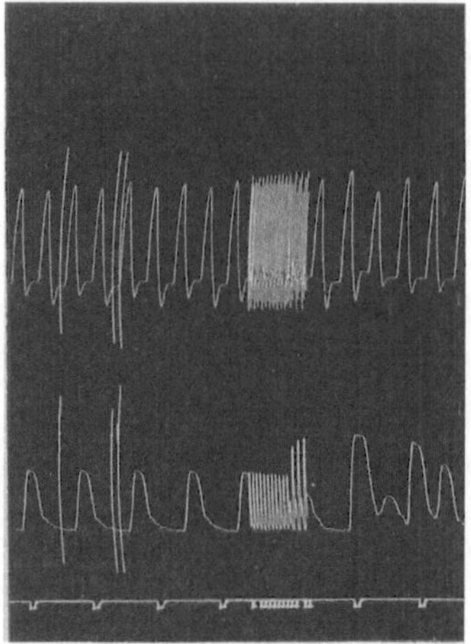

Abb. 10. Kaninchenherz-LANGENDORFF. „Spontaner" partieller Herzblock (2:1 Rhythmus). Von oben nach unten: Vorkammerkontraktionen, Kammerkontraktionen, Zeit in Sekunden. Durch Strophanthin (während des langsamen Gangs zugesetzt) geht der 2:1-Rhythmus erst in 3:2, dann in normalen Rhythmus über. (Nach VAN EGMOND.)

gebracht werden. Das äußert sich anfänglich durch Auftreten von Kammerextrasystolen, denen dann oft rückgeleitete Vorhofskontraktionen folgen, während es im späteren Stadium zur Kammertachysystolie kommen kann, wobei die Pulsfrequenz weit über die Norm zu steigen vermag. Es kann dabei bis zum Kammerflimmern kommen.

Wenn die Kammer infolge Reizung der tertiären Zentren in eine derartige Tachykardie gerät, während die Vorhöfe unter der Führung des Sinusknotens langsam weiter schlagen, kann es zur totalen Dissoziation zwischen Kammern und Vorhöfen kommen, und zwar in einem Stadium, in dem die Reizleitung noch nicht wesentlich geschädigt ist. Nicht jede Dissoziation nach Digitalis ist demnach eine Folge von Herzblock.

In den späteren Stadien der Digitalisvergiftung wird aber auch das Reizleitungsvermögen des Bündels und auch der verschiedenen Herzabschnitte selber herabgesetzt. Infolge hiervon wird der Zeitraum zwischen Vorkammer- und Kammerkontraktion verlängert, einzelne Ventrikelschläge fallen aus; es treten die verschiedenen Formen des partiellen Blocks auf (4 : 3, 3 : 2 usw. Rhythmus) und schließlich tritt völlige Dissoziation durch Aufhebung der Reizleitung im Bündel ein. Der feinere Mechanismus dieser Unregelmäßigkeiten braucht hier nicht auseinandergesetzt zu werden, es sei hier auf die ausführlichen Analysen von ROTHBERGER und WINTERBERG (13), EDENS (14), LEWIS (15) u. a. verwiesen (s. auch S. 107).

Zu erwähnen ist noch, daß nach Untersuchungen von W. STRAUB (16) am Froschherzen auch die Verlängerung der refraktären Phase der Kammer durch toxische Digitalisdosen zur Frequenzhalbierung führen kann, da die Kammer nach der ersten Kontraktion sich nicht schnell genug erholt, um auf den zweiten, vom Vorhof zuströmenden Reiz antworten zu können. Ferner hat DE BOER (17) am Froschherz gezeigt, daß Verschlechterung der Reizleitung im Ventrikel auch Anlaß zum Alternans geben kann. Weitere im toxischen Stadium der Digitaliswirkung auftretenden Unregelmäßigkeiten werden in der Arbeit von DE BOER (17) beschrieben.

Aus dem Gesagten geht hervor, daß im toxischen Stadium der Digitaliswirkung am isolierten Herzen der Block unabhängig vom Einfluß des Vagus ist und demnach auch nach Zusatz von Atropin beobachtet werden kann. Hiermit darf der bei intakten Versuchstieren und auch beim Menschen schon im therapeutischen Stadium auftretende Block nicht verwechselt werden, der eine Folgeerscheinung von erhöhtem Vagustonus ist und auf Verabreichung von Atropin verschwindet. Schon oben wurde darauf aufmerksam gemacht, daß im therapeutischen Stadium zwei entgegengesetzte Einflüsse auf die Reizleitung einwirken: eine direkte Besserung der Leitung im Bündel und eine indirekte vom Vagus abhängige Verschlechterung. Es liegen demnach sehr verwickelte Verhältnisse vor, die nach verschieden großen Digitalisdosen den Rhythmus der einzelnen Herzabschnitte beherrschen. Die Feinheiten sind nur von spezialistischer Bedeutung. Der Arzt muß aber wissen, welch verschiedene Ursachen den sehr verwickelten Erscheinungen zugrunde liegen können. Noch viel verwickelter wird die Erklärung, wenn die Digitalis nicht auf ein normales, sondern auf ein schon zuvor unregelmäßig schlagendes Herz einwirkt. Experimentelle Untersuchungen hierüber hat VAN EGMOND (12) bei experimentell verursachtem partiellem und totalem Block angestellt, während bezüglich der klinischen Literatur auf WENCKEBACH (18), LEWIS (15) und MACKENZIE (19) verwiesen sei.

Von großer klinischer Bedeutung ist die Frage, was unter therapeutischen und toxischen Dosen zu verstehen ist. Hierüber liegen aus den letzten Jahren verschiedene Untersuchungen vor [COHN l. c. (11) (20), LEVINE und CUNNINGHAM (2)].

Bei der gesunden Katze tritt die Umkehr der T-Zacke des Elektrokardiogramms, die dem Beginn des therapeutischen Stadiums entspricht, nach Verabfolgung von 25 °/o der tödlichen Dosis von Tinctura Digitalis auf, während die ersten Extrasystolen im Elektrokardiogramm nach Verabfolgung von 48 °/o der Dosis letalis erscheinen. Letzteres gilt für Digitalis wie für Strophanthin. Ventrikuläre Automatie tritt nach 70 °/o, vollkommene Dissoziation nach 80 °/o der tödlichen Dosis auf. Nach diesen Ergebnissen ist die therapeutische Zone nicht so schmal, wie oft angenommen wird. Man kann nach diesen Tierversuchen ungefähr die doppelte Minimaldosis geben, ehe toxische Erscheinungen auftreten, während nach einer 4 mal größeren Dosis als der minimal wirksamen das Herz stillsteht.

2. Wirkung der Digitaliskörper auf die Blutgefäße.

Des besseren Verständnisses halber gehen wir bei der Besprechung der Gefäßwirkung zunächst nicht auf die theurapeutische, sondern auf die toxische Dosis ein. Die Gefäßwirkung kann untersucht werden, indem man bei Versuchstieren den Vagus mittels Atropin ausschaltet und dann unter gleichzeitiger Registrierung des Blutdrucks das aus den verschiedenen Organen abfließende venöse Blut auffängt und mißt. Eleganter ist der onkometrische Versuch, bei dem verschiedene Organe, ohne die Blutzufuhr zu behindern, in geschlossene Kapseln (sog. Onkometer) gebracht werden, von denen aus man die Volumschwankungen mit Hilfe eines Volumschreibers registriert. Wichtige Resultate ergaben sich auch bei Versuchen, bei denen die gesamte, die Aorta durchströmende Blutmenge mit Hilfe einer Stromuhr gemessen wurde.

Während die bisher untersuchten Digitaliskörper sämtlich auf das Herz eine im Prinzip gleiche Wirkung zu haben scheinen, bestehen deutliche Unterschiede in bezug auf ihre Gefäßwirkung. Die eine Gruppe, deren Hauptvertreter das Digitoxin ist, wirkt in toxischen Dosen verengernd auf die Blutgefäße aller Organe. Es ist das nachgewiesen für Darm, Milz, Niere, Hirn, Extremitäten und Coronargefäße (22); nach Versuchen, die allerdings bisher nur an Fröschen angestellt wurden und die noch der Bestätigung am Warmblüter bedürfen, besitzt Cymarin eine noch hochgradigere gefäßverengernde Wirkung als Digitoxin. Im Gegensatz hierzu haben amorphes Strophanthin, g-Strophanthin, Digitalin und Convallamarin eine für die einzelnen Gefäßgebiete verschiedene Wirkung. Abb. 11 zeigt die Wirkung von g-Strophanthin auf den Blutdruck und das Volumen von Milz und Extremitäten eines Hundes. Gleichzeitig mit der Blutdrucksteigerung, die infolge der Ausschaltung der Vagi eine ansehnliche Höhe erreicht, nimmt das Milzvolumen infolge der Gefäßkontraktion stark ab (bei A mußte sogar der Hebel des Volumschreibers verschoben werden), während die Extremität stärker

durchblutet wird, so daß die Volumkurve dem Verlauf der Blutdruck-
kurve parallel läuft. Mit Niere und Darm werden Kurven erhalten,
die vollkommen mit der hier abgebildeten Milzkurve übereinstimmen,
während das Hirn sich wie die Extremitäten verhält, d. h. während
der durch Strophanthin erzeugten Blutdrucksteigerung besser durchblutet wird. Die Coronargefäße werden durch die genannten Digitaliskörper direkt nur wenig beeinflußt.

Die Analyse dieser Gefäßwirkung lehrt folgendes: Wird das ganze
Zentralnervensystem vernichtet, dann tritt nach Injektion von allen
Digitaliskörpern die Gefäßverengerung in Milz, Darm und Niere unverändert auf. Der Angriffspunkt liegt demnach in der Gefäßwand
selber. Es wird das durch Versuche bestätigt, bei denen isolierte,

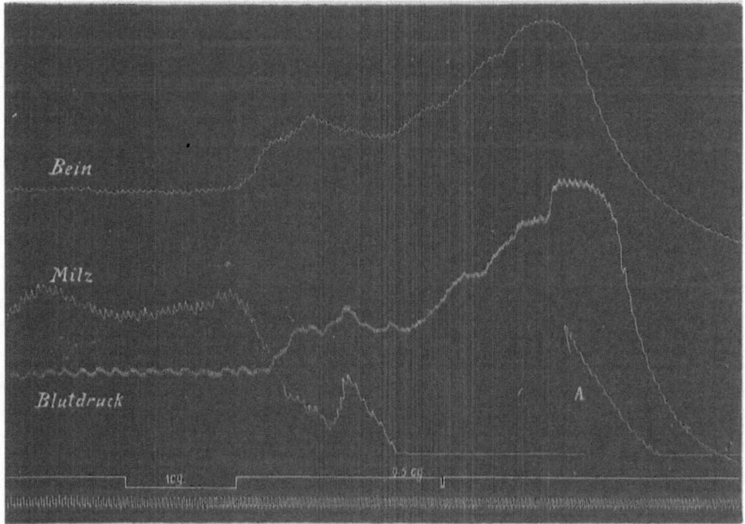

Abb. 11. Registrierung von Blutdruck, Milz- und Beinvolumen eines Hundes.
Auf Injektion von g-Strophanthin (10 mg) folgt Blutdrucksteigerung. (Die Vagi
waren durchschnitten.) Zunahme des Beinvolumens, Abnahme des Milzvolumens.
Bei A wird der Milzvolumenschreiber verschoben. (Nach GOTTLIEB und MAGNUS.)

aus den genannten Blutgefäßen herausgeschnittene Ringe der Digitaliswirkung ausgesetzt wurden (23).

Die Blutgefäße in den Extremitäten werden nach Ausschaltung
des Rückenmarks ebenfalls verengert; auch bei Durchblutung isolierter
Extremitäten kann durch toxische Digitalisdosen Blutgefäßverengung
eintreten. Hieraus ergibt sich, daß die bei intaktem Zentralnervensystem auftretende Gefäßerweiterung in den Extremitäten nicht ausschließlich die Folge einer passiven Gefäßwanddehnung durch den
erhöhten Blutdruck ist, sondern daß hier Einflüsse aus dem Zentralnervensystem mit eine Rolle spielen. Diese gehen vom Splanchnicus-

gebiet aus. Wird nämlich das ganze Spanchnicusgebiet durch Unter-
bindung der Arteriae coeliaca, mesenterica sup. und inf., der Nierengefäße und der V. portae ausgeschaltet und obendrein der ganze
Magendarmkanal exstirpiert, dann tritt gleichzeitig mit der Blutdrucksteigerung eine Verengung der Blutgefäße in den Extremitäten auf
(Abb. 12). Dieser Reflex läßt sich sehr deutlich durch Versuche
demonstrieren, von denen Abb. 13 ein Beispiel wiedergibt. Hier
ist bei einem Hund das Volumen beider Hinterpfoten mittels Plethys-
mographen registriert. Die eine Extremität ist im normalen Zusammenhang mit dem Tier geblieben, die andere ist amputiert und
nur noch durch die Nn. ischiadicus und femoralis mit dem Tier

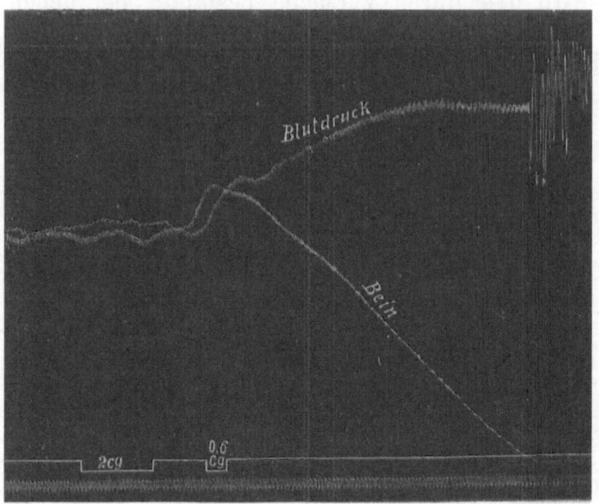

Abb. 12.   Abnahme des Beinvolumens (Blutgefäßverengerung) eines Hundes
nach Strophanthininjektion bei Ausschaltung des Splanchnicusgebiets.
(Nach Gottlieb und Magnus.)

verbunden. Diese Pfote wird mit Hilfe des Durchblutungsapparates
mit normalem Blut durchströmt und erhält demnach während des
ganzen Versuchs kein Gift. Wird nun dem Hund Strophanthin
injiziert, dann tritt gleichzeitig mit der Blutdrucksteigerung Gefäßerweiterung in beiden Extremitäten auf. Diese kann bei dem
amputierten Bein nur die Folge nervöser Impulse sein, die von dem
Rückenmark aus durch die intakt gelassenen Nerven auf die Blutgefäße dieser Extremität übertragen werden.

Wir wissen, daß unter der Wirkung vieler Arzneimittel, die das
vasomotorische Zentrum reizen, gleichzeitig mit der Gefäßkontraktion
im Splanchnicusgebiet die Blutgefäße an der Körperoberfläche sich
erweitern (24). Nach toxischen Dosen von Digitaliskörpern tritt dasselbe Endergebnis ein. Es beruht aber nicht auf einer Reizung des

Zentrums, sondern ist die Folge von Gefäßverengung im Splanchnicusgebiet. Hierdurch wird in erster Linie das Blut passiv aus den Organen der Bauchhöhle verdrängt. Gleichzeitig aber wird durch einen vasodilatatorischen Reflex in den Gefäßgebieten der Haut und der Muskeln eine aktive Erweiterung der Blutgefäße hervorgebracht, so daß diese imstande sind, das verdrängte Blut aufzunehmen. Dies letztere tritt auf, obwohl die Digitaliskörper selbst auf die Blutgefäße der Extremitäten einen direkt verengernden Einfluß ausüben.

Wir haben noch verschiedene andere Beweise dafür, daß toxische Digitalisdosen Gefäßverengerung bewirken. An erster Stelle muß hier eine Arbeit von Lauder Brunton und Tunnicliffe (25) erwähnt

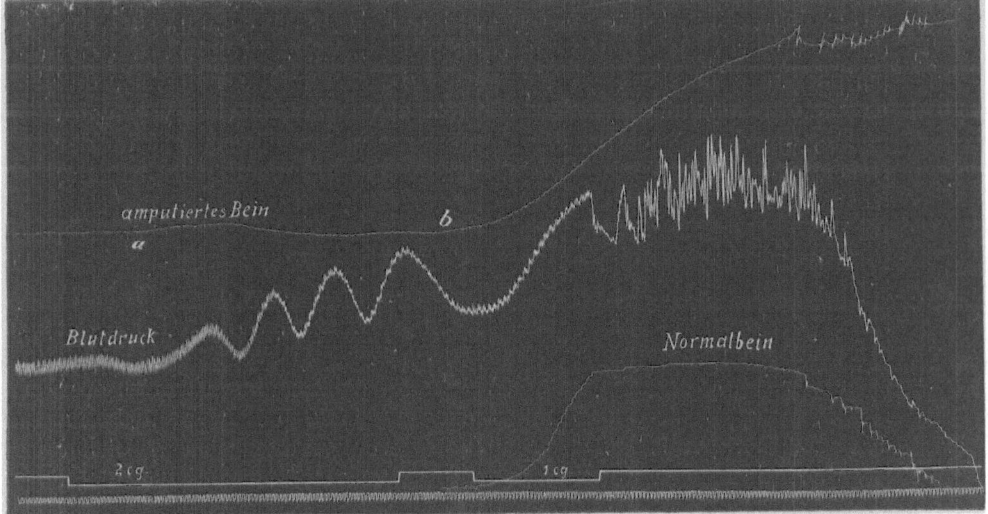

Abb. 13. Blutgefäßerweiterung unter Einfluß von Strophanthin sowohl in dem Bein, das in normaler Verbindung mit dem Körper steht, als auch in dem nur noch durch die Nerven mit dem Körper zusammenhängenden Bein. (Nach Gottlieb und Magnus.)

werden, die durch Vagusreizung Herzstillstand hervorriefen und sahen, daß nach Digitalisinjektion die hierdurch verursachte Blutdruckerniedrigung einen viel weniger steilen Verlauf nahm als zuvor. Karl Tigerstedt (26) wies mit Hilfe der Stromuhr nach, daß gleichzeitig mit der durch Digitalisstoffe erzeugten Blutdrucksteigerung die pro Minute durch die Aorta strömende Blutmenge abnahm und daß demgemäß die Blutdrucksteigerung nicht die Folge einer durch das Herz ausgeworfenen vermehrten Blutmenge war, sondern die Folge von Gefäßverengung sein mußte [1]. Aus diesem Versuch geht mithin

---

[1] Die Verringerung des Stromvolumens in der Aorta sieht man natürlich nur nach großen Digitalisdosen.

hervor, daß die Gefäßerweiterung an der Körperoberfläche nach Anwendung großer Digitalisdosen nicht bedeutend genug ist, um die Gefäßverengung im Splanchnicusgebiet vollkommen zu kompensieren.

Auf sehr elegante Weise hat DE HEER in seiner oben zitierten Arbeit die Gefäßverengung nach Strophanthin nachgewiesen. Er registrierte mittels eines Frankmanometers den Druckverlauf in der linken Herzkammer von Hunden und erzeugte dabei mit einem Instrument, dessen Lumen genau bemessen werden konnte, Stenose der Aorta ascendens. Dies hat Steigen des systolischen Kammerdrucks zur Folge. Die Aortenstenose kann aber nur dann Einfluß auf den Druck der Kammer ausüben, wenn der Widerstand in der Aorta größer wird als der gesamte periphere Widerstand in den Arteriolen. Man kann so das Maß der Aortenverengung, bei der der Kammerdruck gerade zu steigen beginnt, verwenden, um den peripheren Widerstand zu messen. DE HEER stellte nun fest, daß er nach Strophanthininjektion sein Kompressorium stärker verengern mußte, um den Druck in der Herzkammer zu steigern, als in der Normalperiode; ein Beweis, daß durch die Strophanthineinspritzung der periphere Gefäßwiderstand zugenommen hatte.

Die gefäßverengende Wirkung der Digitalisstoffe zeigte sich auch bei Durchströmung isolierter Organe an Warmblütern (45).

Somit steht fest, daß toxische Digitalisdosen Gefäßkontraktion verursachen. Die Frage ist aber, ob und inwieweit das auch nach therapeutischen Dosen der Fall ist. Hierüber kam es in der Literatur zu lebhaften Auseinandersetzungen. Nach unserer Meinung ergibt sich, daß mit Sicherheit behauptet werden kann, daß auch therapeutische Dosen zu Gefäßverengerungen führen. Sicher ist aber, daß nach therapeutischen Dosen die Nierengefäße nicht, wie oben für toxische Dosen angegeben, verengert werden. Die enormen Diuresen, die oft bei Ödempatienten nach einer ordentlichen Digitaliskur auftreten, wären bei Kontraktion der Nierengefäße schwer denkbar. Im Gegenteil werden, wie alsbald gezeigt werden soll, die Nierengefäße durch therapeutische Dosen erweitert. LOEWY und JONESCU (46) konnten auf plethysmographischem Wege zeigen, daß kleine Digitalisdosen die Nierengefäße zu erweitern vermochten.

Ferner sind weiter unten zwei Versuchsreihen in Tabellenform wiedergegeben, die im GOTTLIEBschen Laboratorium bei Durchströmung isolierter Organe (Niere, Darm und Extremität) von Katzen, Kaninchen und Hunden erhalten wurden. Die eine Versuchsreihe wurde mit Strophanthin [KASZTAN (27)], die andere mit Digitoxin [FAHRENKAMP (28)] angestellt. Es wurde stets erst die Dosis bestimmt, die in den betreffenden Organen keine Veränderung der Gefäßweite hervorbrachte und danach die Dosis allmählich so lange erhöht, bis Verengerung auftrat. Aus den Tabellen geht hervor, daß bei Strophanthin die Blutgefäße des Darmes und der Niere durch die kleinstwirksame Dosis erweitert und erst durch höhere Dosen verengert werden, daß aber bei allen drei untersuchten Tierarten eine bestimmte Konzentration gefunden werden kann, die die Blutgefäße im Darm verengert, während die Nierengefäße erweitert werden.

Die stark gefäßverengende Wirkung des Digitoxins tritt auch in diesen Versuchen hervor, indem die Blutgefäße von Darm und Extremitäten schon durch die kleinstwirksamen Dosen verengert werden. Auch hier ergab sich jedoch, daß die Nierengefäße sich anfänglich erweitern, und daß nach bestimmten kleinen Dosen die Darmgefäße verengt und die Nierengefäße erweitert werden. Die Extremitätengefäße sind weniger empfindlich als die des Darmes; die erste Verengerung der Haut- und Muskelgefäße tritt erst nach einer 8 mal größeren Dosis auf. Letzteres ist sicher von Wichtigkeit. Man kann daraus schließen, daß, wenn nach therapeutischen Dosen eine Verengerung der Darmgefäße auftritt, die Blutgefäße an der Körperoberfläche sich nicht nur deshalb erweitern, weil das Blut passiv aus dem Splanchnicusgebiet weggedrückt wird und weil der oben beschriebene vasomotorische Reflex auftritt, sondern auch, weil die Extremitätengefäße durch Dosen, welche die Darmgefäße bereits verengern, noch nicht direkt beeinflußt werden.

Strophanthin (KASZTAN).

Konzentration mg Strophanthin auf 100 ccm RINGER	Katze		Kaninchen		Hund	
	Niere	Darm	Niere	Darm	Niere	Darm
0,001	0	0	0	0		
0,005	0	0	0	weit		
0,01	0	0	0	eng		
0,025	0	weit	0	eng		
0,05	weit	weit	weit	eng	weit	weit
0,06	weit	eng			weit	eng
0,1	weit	eng	eng	eng	eng	eng

Digitoxin (FAHRENKAMP).

Konzentration mg Digitoxin auf 100 ccm RINGER	Kaninchen		
	Niere	Darm	Haut und Muskeln
0,3	0	0	0
0,36	weit	eng	0
0,48	weit	eng	0
0,6	eng	eng	0
1,5	eng	eng	0
3,0	eng	eng	eng

Der Standpunkt, daß schon therapeutische Digitalisdosen eine Gefäßwirkung haben, wird hauptsächlich von GOTTLIEB (52) vertreten. Er weist darauf hin, daß, wie klinische Beobachtungen zeigen, therapeutische Dosen eine Herzwirkung haben und gleichzeitig die Nierengefäße erweitern. Da nun aus den oben beschriebenen Versuchen hervorgeht, daß Dosen, welche die Nierengefäße erweitern, die Darmgefäße verengern, muß bei therapeutischer Digitaliswirkung eine Darmgefäßverengerung auftreten.

Aus einer Arbeit von R. JOSEPH (29) aus dem GOTTLIEBschen Laboratorium über Strophanthin und Digipurat an intakten Kaninchen können für unsere Fragestellung folgende Ergebnisse herangezogen werden:

	Strophanthin	Digipurat
Kleinste Dose, die Irregularität des Herzens verursacht	0,05 mg	100 mg
Kleinste Dose, die Herzstillstand verursacht	0,15 mg	200 mg
Kleinste die Darmgefäße verengernde Dose (Onkometerversuche)	0,005 mg	30 mg
Kleinste, die Nierengefäße erweiternde Dose (Onkometerversuche)	0,01 mg	25 mg

Auf S. 54 wurde nun berichtet, daß nach COHN und nach LEVINE und CUNNINGHAM die therapeutische Dosis ungefähr die Hälfte der Dosis ausmacht, welche gerade Herzunregelmäßigkeiten verursacht, und ein Viertel der Dosis, die Herzstillstand verursacht. Wir müssen demnach die therapeutische Dosis in den JOSEPHschen Versuchen bei ± 0,025—0,04 mg Strophanthin und bei 50 mg Digipurat annehmen. Es ist daher ohne weiteres ersichtlich, daß diese Dosen schon die Darmgefäße verengern und die Nierengefäße erweitern. Aus der FAHRENKAMPschen Digitoxintabelle kann vielleicht gefolgert werden, daß die kleinsten therapeutisch wirksamen Dosen die Blutgefäße der Extremitäten noch nicht direkt beeinflussen. Wir können demnach wohl mit ausreichender Sicherheit den Schluß ziehen, daß therapeutische Dosen eine Gefäßwirkung haben. Wichtig ist, daß gerade die jüngsten Versuche mit einem Digitalispräparat und mit Strophanthin angestellt wurden und daß demnach die gezogenen Schlußfolgerungen für die beiden Hauptgruppen gelten, die beim Menschen therapeutisch Anwendung finden.

Auch die Digitaliswirkung auf die Coronargefäße wurde untersucht und zwar von MICULICICH (47), von F. MEYER (48) und von

Macht (23). Es ergab sich, daß kleine Dosen vielleicht Erweiterung verursachen. Sicher tritt durch therapeutische Dosen keine Verengerung auf. Jedenfalls muß also die Durchströmung des Coronargebietes zunehmen, wenn durch Digitalis die Stauung im rechten Vorhof beseitigt wird.

Durch die Kombination der bisher beschriebenen Digitaliswirkungen auf Herz und Blutgefäße kommt es wenigstens nach nicht zu kleinen Dosen zur Blutdrucksteigerung. Hierbei muß die Vaguswirkung entweder durch Nervendurchschneidung oder vorausgehende Atropinzufuhr ausgeschaltet worden sein. Nach den Untersuchungen von Karl Tigerstedt mittels der „Stromuhr" kann dabei, solange die Blutdrucksteigerung nicht zu groß ist, das Schlagvolumen zunehmen. Steigt der Blutdruck weiter, dann sinkt das Schlagvolumen, da das Herz gegen den erhöhten Widerstand seinen Inhalt nicht so leicht austreiben kann. Die Herzarbeit, die annähernd aus dem Produkt von Schlagvolumen und Blutdruck berechnet werden kann, nimmt oft noch zu, während das Schlagvolumen schon absinkt. Schließlich wird bei weiterer Blutdrucksteigerung das Schlagvolumen so klein, daß auch die Herzarbeit absinkt. Durch toxische Digitalisdosen können nach Vagusausschaltung so hohe Blutdruckwerte erzielt werden, als sie bei Tieren überhaupt jemals vorkommen. Diese abnormen Blutdrucksteigerungen haben jedoch nur theoretische Bedeutung und werden bei der therapeutischen Anwendung an Patienten nicht beobachtet.

3. Einfluß auf das Vaguszentrum.

Neben den Herz- und Gefäßwirkungen spielt bei der Blutdruckwirkung der Digitaliskörper der Einfluß auf den Vagus eine sehr wesentliche Rolle. Nach therapeutischen Dosen tritt Vagusreizung auf. Die Folge davon ist Hemmung des Herzens. Der Angriffspunkt der Wirkung ist das Vaguszentrum in der Medulla oblongata. Durchschneidung der beiden Nn. vagi oder Atropin hebt die Vaguswirkung auf. Die Reizung des Vaguszentrums beruht auf einer direkten Einwirkung der Digitaliskörper auf dieses Zentrum. Das alles war früher bekannt, wurde aber kürzlich noch besonders durch Versuche von Greene und Peeler (30) gezeigt. Sie durchströmten bei Schildkröten den isolierten Kopf, nachdem das Halsmark und alle Gewebe des Halses außer den Vagi durchschnitten waren. Wird nun der Durchströmungsflüssigkeit, die nur durch den Kopf läuft, Digitalis oder Strophanthin zugefügt, dann tritt, wie aus Abb. 14 hervorgeht, Pulsverlangsamung, partieller Herzblock und selbst Herzstillstand auf, deren Ursache nur in einer starken Reizung des Vaguszentrums gesucht werden kann. In den Fällen, in denen bei intakten Vagi der Blutdruck steigt, was aber, wie alsbald zu zeigen ist, nur in der Minderheit der Fälle eintritt, kommt hierzu noch der Depressorreflex. Blutdrucksteigerung verursacht Dehnung der Aorta ascendens und dadurch Reizung des Ursprungs des N. depressor, wodurch reflektorisch eine Erhöhung des zentralen Vagustonus auftritt, die die obenbeschriebene direkte Reizung des Vaguszentrums noch unterstützt. Im therapeutischen Stadium besteht demnach meist ein sehr starker Vagustonus.

Diese Vaguswirkung wirkt der Blutdrucksteigerung entgegen. Der hemmende Einfluß auf das Herz kann sogar so stark sein, daß der Blutdruck sinkt, was z. B. oft bei Katzen der Fall ist. Meist bleibt der Blutdruck nach therapeutischen Digitalisdosen ungefähr unverändert, was auch mit der klinischen Erfahrung übereinstimmt; und nur in der Minderzahl der Fälle kommt es bei intakten Vagi zu einer einigermaßen erheblichen Blutdrucksteigerung. Die Behauptung, der Blutdruck steige nach Digitalis, die man in alten pharmakologischen Büchern und sogar

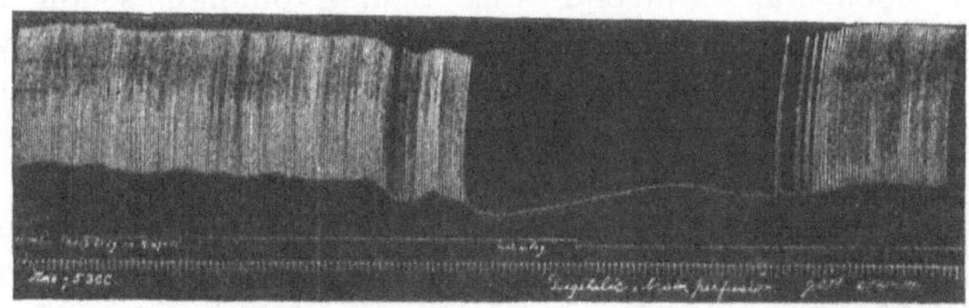

Abb. 14. Registrierung der Herzbewegungen einer Schildkröte bei gesonderter Durchströmung der Medulla oblongata. Nach Zufuhr von Digitalis (0,01 %), die demnach nur die Med. obl., nicht das Herz erreicht, tritt Herzstillstand auf, der nach Durchschneidung der Vagi wieder aufhört. (Nach GREENE und PEELER.)

noch in klinischen Veröffentlichungen der letzten Zeit findet, ist demnach für die Mehrzahl der Fälle unrichtig.

Über den Einfluß der Digitaliskörper (Tct. Strophanthi) auf den Blutdruck normaler Menschen sind wir durch die Versuche A. FRAENKELS unterrichtet (31). Er verabfolgte bei Gesunden zwei bis vier Tage lang Strophanthus und sah danach die Pulsfrequenz um 17—29 % absinken, während der am Arm gemessene systolische Blutdruck unverändert blieb (der diastolische sank sogar ab). Wurde nun durch Einspritzung von 1 mg Atropin die Vaguswirkung ausgeschaltet, dann stieg der systolische Blutdruck z. B. von 140 auf 165 cm Wasser und der mittlere Blutdruck erhöhte sich parallel.

Atropininjektion ohne vorausgehende Strophanthusgabe führt wohl zu starkem Anstieg der Pulsfrequenz, läßt aber den Blutdruck völlig unverändert. Therapeutische Digitalisdosen verändern demnach bei gesunden Menschen den Blutdruck nicht. Sobald aber der Vaguszügel entspannt wird, tritt die Blutdrucksteigerung zutage.

Die Erhöhung des Vagustonus hat auf das Herz noch einen anderen, oft sehr wesentlichen Einfluß, auf den oben schon gelegentlich hingewiesen wurde, nämlich die Hemmung der Reizleitung im Herzen. Diese äußert sich in der Vergrößerung des Intervalls zwischen Vorhofs- und Kammerkontraktion und schließlich im Auftreten von partiellem Block mit Ausfall von Kammerkontraktionen und demnach unregelmäßiger Kammertätigkeit. Auf S. 49 wurde darauf hingewiesen, daß kleine Digitalisdosen durch direkte Einwirkung auf das Bündel die Reizleitung verbessern können. Hier sehen wir, daß dieselbe Dosis auf dem Wege über das Vaguszentrum die Reizleitung hemmen kann. Das Endergebnis dieser entgegengesetzten Einflüsse kann sehr verschieden sein. WENCKEBACH hat Fälle beschrieben, bei denen die Besserung der Reizleitung deutlich nachweisbar war. Oft aber überwiegt der Vagus, hauptsächlich nach größeren Dosen, und die Blockerscheinungen werden dann deutlich. Wenn das Herz sich schon zuvor in einem Zustand von partiellem Block befand, kann die Vaguswirkung so stark werden, daß der Block total wird (s. S. 101).

Im allgemeinen ist bei totalem Herzblock aus anderen Ursachen die Kammerfrequenz sehr niedrig, 40, 30 und sogar noch weniger. Bei totalem Herzblock nach Digitalis werden meistens höhere Kammerfrequenzen gefunden: 50, 55, 60. Es beruht das auf der gleichzeitigen Reizung der tertiären Zentren in den Ventrikeln durch Digitalis.

Soweit der Herzblock nach Digitalis auf erhöhtem Vagustonus beruht, kann er durch Atropin aufgehoben werden. Bei gesunden Herzen sieht man danach auf jede Vorhofs- wieder eine Ventrikelkontraktion folgen. Handelt es sich aber um ein Herz, bei dem schon zuvor ein partieller Block bestand, dann kann durch Atropin wohl die Reizung des Vaguszentrums unwirksam gemacht werden, die Zunahme der Schlagfrequenz nach Atropin hat aber als solche einen ungünstigen Einfluß auf die Reizleitung, und so kommt es, daß ein zentral verursachter Block nicht immer durch Atropin aufgehoben werden kann.

Diese Dinge liegen wohl ziemlich verwickelt, dürfen aber nicht unerwähnt bleiben.

Daß nach größeren Digitalisdosen ein direkter schädlicher Einfluß auf das Bündel auftritt, und dadurch partieller Herzblock entstehen kann, der natürlich nicht durch Atropin aufgehoben wird, wurde schon oben erwähnt.

Die Reizwirkung der Digitalis auf das Vaguszentrum kommt nach toxischen Dosen nicht mehr zum Ausdruck, denn praktisch ist die automatisch-tachykardische Kammer für die Vagusreizung unempfindlich. Wohl aber übt der N. vagus dann noch seinen Einfluß auf den Vorhof aus (13). Der Puls wird dementsprechend frequent und der

Blutdruck kann (bei gesunden Versuchstieren) stark steigen. Durch Auftreten von Kammer-Tachysystolie kann die Schlagfrequenz viel höher steigen, als es bei normalen Tieren nach Vagusausschaltung der Fall ist. Beim Menschen scheint oft im toxischen Stadium die Frequenzsteigerung auszubleiben (vgl. S. 107).

4. Theorie der therapeutischen Wirkung.

Digitaliskörper werden in erster Linie bei Herzschwäche verordnet, sei es bei primärer, sei es bei sekundärer infolge anderer Krankheiten. Hierbei kann die Veränderung im Zustande des Patienten, die durch Digitalis zustande kommt, sehr groß und imposant sein, während der Einfluß derselben Dosis auf gesunde Menschen belanglos ist. Es wurde daher die Frage aufgeworfen, ob Herz- und Zirkulationsapparat bei Dekompensation sich nicht in einem Zustand erhöhter Empfindlichkeit gegen Digitaliskörper befinden. Bevor wir auf diese Frage eingehen, muß zunächst betont werden, daß die Dekompensation als solche dazu führt, daß dieselben Einwirkungen, die bei Gesunden für den Organismus ohne Folgen bleiben, bei Dekompensierten sehr starke und plötzliche Veränderungen hervorrufen.

Das Herz des gesunden Menschen vermag der Aufgabe, das von der venösen Seite zufließende Blut nach der Aorta zu bringen, vollkommen gerecht zu werden, und auch unter abnormen Verhältnissen bei beschleunigtem Blutumlauf und erhöhtem arteriellem Widerstand die Zirkulation aufrecht zu erhalten. Wird die Kraft eines gesunden Herzens durch Digitalis erhöht, dann kann sich für die allgemeine Zirkulation keine Verbesserung ergeben, da sie schon optimal ist.

Die Weite der Blutgefäße wird bei gesunden Menschen automatisch durch den Bedarf der verschiedenen Organe an Sauerstoff und Nährstoffen geregelt. Der Blutstrom ist in den verschiedenen Organen demnach schon optimal, und es ist sehr wahrscheinlich, daß auch, wenn therapeutische Digitalisdosen einige Gefäßgebiete verengern, dieser mit großer Genauigkeit arbeitende Mechanismus nicht gestört wird. Auch hier kann sich demnach bei Gesunden eine Wirkung der Wahrnehmung entziehen, die bei dekompensierten Patienten sehr deutlich hervortritt.

Das Vaguszentrum besitzt bei Gesunden einen bestimmten Tonus, durch den die Schlagfrequenz auf die Norm herabgesetzt wird. Untersuchungen von FRAENKEL und SCHWARTZ (32) haben nachgewiesen, daß Gesunde mit langsamem Puls (52—72) meist nach therapeutischen Strophanthindosen keine weitere Pulsverlangsamung bekommen, während diese bei gesunden Personen mit frequentem Puls (70—95) deutlich eintritt.

Die Urinsekretion ist bei Gesunden optimal. Besserung der Zirkulation und der Sauerstoffversorgung der Niere kann daher die Harnabsonderung nicht erhöhen, während dies bei der Stauungsniere wohl der Fall ist.

Diese Betrachtungen zeigen ohne weiteres, daß die bisher beschriebenen normalen Wirkungen therapeutischer Digitalisdosen bei nichtkranken Personen nicht deutlich zu werden brauchen, während trotzdem die Wirkung auf die verschiedenen Teile des Zirkulationsapparates die gleiche ist wie bei Patienten mit Kompensationsstörungen. Man darf demnach aus der Tatsache, daß bei Gesunden nach derartigen Digitalisdosen keine deutlichen Veränderungen nachweisbar sind, nicht den Schluß ziehen, daß Herz, Blutgefäße und Vaguszentrum gegen Digitalis weniger empfindlich seien. Es geht das auch aus den oben erwähnten Untersuchungen FRAENKELs (31) hervor, der bei Gesunden nach Strophanthus keine Blutdrucksteigerung auftreten sah, während sie nach Ausschaltung des Vagus durch Atropin alsbald zum Vorschein kam.

Es sind aber einzelne Tatsachen bekannt geworden, die darauf hinweisen, daß die Empfindlichkeit des Herzens für Digitalis unter pathologischen Umständen sich verändern kann.

PIETRKOWSKI (33) hat am isolierten Froschherzen ge-

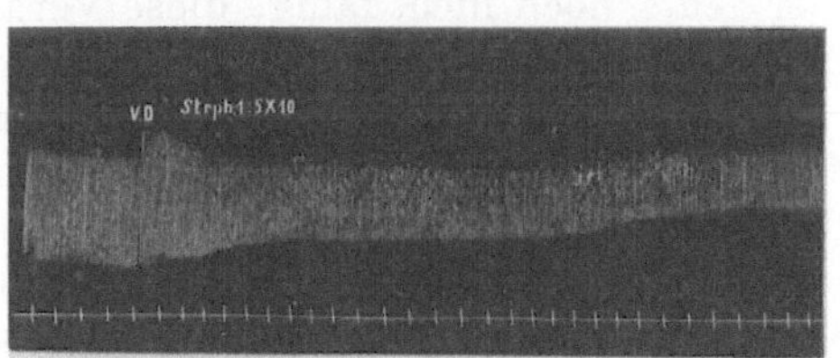

Abb. 15. Typische Strophanthinwirkung einer an sich unwirksamen Strophanthindosis auf den Ventrikel des Froschherzens bei erhöhtem Tonus des Atriums. (Nach PIETRKOWSKI.)

zeigt, daß Vorhofsdehnung durch plötzliche Injektion von Flüssigkeit den Tonus des Ventrikels erhöht und sogar systolischen Stillstand desselben verursachen kann. Nach einer derartigen Vorhofsdehnung bleibt ein Zustand latenter Tonisierung zurück, in dem das Herz für Digitalis überempfindlich wird. Abb. 15 zeigt, daß unter diesen Umständen eine an sich unwirksame Strophanthinkonzentration (1 : 5 000 000) den Tonus des Ventrikels erhöht und die Kurve steigen läßt. Es ist demnach möglich, daß bei Dekompensation, bei der der Druck in den Vorhöfen erhöht ist und diese daher gedehnt und gespannt sind, die Empfindlichkeit der Kammermuskulatur für Digitalis erhöht wird und diese daher auf therapeutische Dosen besser regieren kann. Weiter wurde durch HIRSCHFELDER, BIECEK, CUCERA und HANSON (34) gezeigt, daß bei Erhöhung der Körpertemperatur Katzen für Digitalis empfindlicher werden. Die für das Herz toxische Dosis von Tinctura digitalis wurde gefunden:

bei 39°	0,94 ccm
41°	0,78 „
42°	0,59 „
43°	0,375 „

Nach ihrer Mitteilung soll auch die klinische Erfahrung lehren, daß bei hohem Fieber kleinere Digitalisdosen zur Erreichung des angestrebten Zwecks genügen[1]).

Andererseits sahen wir bei Versuchen am isolierten Katzen-Herz-lungenpräparat, daß nach Erzeugung experimenteller Herzschwäche durch Chloralhydrat manchmal doppelt so große Digitalisdosen erforderlich waren, um einen Einfluß auf das Herzvolumen auszuüben, als bei unvergifteten Präparaten.

Diese experimentellen Ergebnisse machen es wahrscheinlich, daß unter pathologischen Verhältnissen sehr wohl die Empfindlichkeit gegen Digitalis sich ändern kann. Dasselbe trifft natürlich auch für die Blutgefäße und das Vaguszentrum zu, die bei Dekompensation unter dem Einfluß von Stauung und Erstickung stehen. Wir sind aber heute noch nicht fähig, diese Veränderungen der Empfindlichkeit im Einzelfall nachzuweisen und quantitativ zu messen.

Während, wie oben dargelegt, die Digitaliswirkung bei gesunden Menschen und Tieren wenig in Erscheinung zu treten braucht, liegt die Sache bei Dekompensation anders. Hierbei arbeitet das Herz bei mehr als physiologischer Dilatation, wirft ein im Verhältnis zum Bedarf zu kleines Blutvolumen in der Zeiteinheit aus (Stauung), in Vorhöfen und Kammern herrscht während der Diastole ein abnorm hoher Druck; zugleich ist der Druck auch in den Lungengefäßen und der V. cava erhöht. Die Schlagfrequenz ist oft hoch und das Herz abnorm dilatiert. Wird bei einem derartigen Zustand eine therapeutische Digitalisdosis verabfolgt, dann ist der Erfolg oft glänzend. Das Stromvolumen (die Menge Blutes in der Zeiteinheit) steigt und zwar hauptsächlich im Anfang, bis das in den Lungen und den großen Venen angesammelte Blut weggepumpt ist, um danach „normal" zu werden. Der abnorm hohe diastolische Druck in Kammern und Vorhöfen sinkt ab und da schon hierdurch die Dynamik des Herzens sich bessern muß und ferner die Kraft des Herzmuskels nach Digitalis zunimmt, kann auch der maximale systolische Druck in den Kammern steigen. Die Lungen, die großen Venen, die Leber usw. werden entlastet, der Druck im linken Vorhof, der Art. pulmonalis und der V. cava sinkt ab und die Herzdilatation verschwindet. Einzelne Versuchsbeispiele mögen das Gesagte erläutern.

Abb. 6 (S. 47) zeigte bereits die Abnahme der Erweiterung eines gegen einen hohen Widerstand arbeitenden Herzens unter dem Einfluß von Digitalis. In Abb. 16 ist noch einer unserer Versuche

---

[1]) Das stimmt aber nicht mit der allgemeinen klinischen Erfahrung, daß bei Infektionskrankheiten oft höhere Digitalisdosen nötig sind. Man darf hierbei nicht vergessen, daß die Toxine das Herz selber schädigen, und daß dann vielleicht, wie bei den Versuchen mit Chloralhydrat, größere Digitalisdosen zur Herstellung der Funktion notwendig sind (s. o.).

wiedergegeben: während in einem nach STARLING isolierten Herz-Lungenpräparat der künstliche Capillarwiderstand 123 mm Hg beträgt, wird per 100 ccm Blut 0,03 mg g - Strophanthin zugefügt. Es ist das eine Dosis, die bei Katzenherzen mindestens 45 Min. ohne toxische Folgen bleibt. Wir sehen hier nun das Herz, das vor dem Strophanthinzusatz sich langsam ausdehnte, kleiner werden, während Widerstand, Blutdruck und Minutenvolumen gleich bleiben. Das Herz, das entsprechend der langsamen Dehnung bei konstantem Widerstand sich unter ungünstigen Verhältnissen befand, erhält durch Digitalis genügend Kraft, um selbst mit einer kleineren Anfangsfüllung dieselbe Arbeit zu leisten.

In einem anderen Versuch betrug das Minutenvolum bei einem Widerstand von 64 mm Hg 168 ccm. Als der Widerstand allmählich bis 173 mm Hg gesteigert wurde, betrug das Minutenvolumen nur noch 126 ccm, während das Herz langsam dilatierte. Nach Zusatz von 0,03 mg g - Strophanthin pro 100 ccm Blut sank das Herzvolumen ebenso wie beim vorigen Versuch; außerdem nahm das Minutenvolumen in 7 Min. auf 147 ccm zu. Hier sehen wir demnach ein ursprünglich sehr starkes Herz bei einem Widerstand von 173 mm Hg und einem Blutdruck von 184 mm Hg nur noch mit Mühe die Aufgabe der Aufrechterhaltung des Kreislaufs erfüllen. Nach Zufuhr von g-Strophanthin nimmt die Kraft noch derart zu, daß das Minutenvolumen von 126 auf 147 ccm ansteigt.

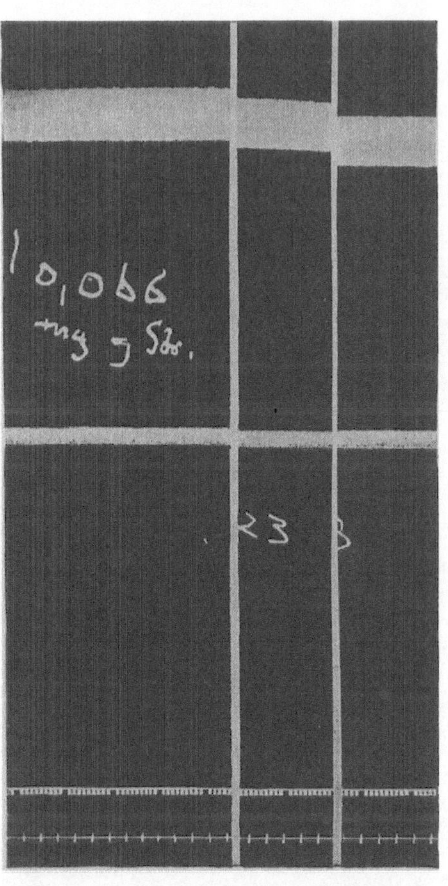

Abb. 16. Herz -Lungen-Kreislauf nach STARLING. Registrierung von oben nach unten: Herzvolumen, Blutdruck, Zeit in Sekunden und 10 Sekunden, Stromvolumen (jedes Signal bedeutet 14 ccm). Vor dem Strophanthinzusatz (0,03 mg auf 100 ccm Blut) dilatierte das Herz langsam. Der zweite Abschnitt zeigt die Abnahme des Herzvolumens 1½ Minuten nach dem Zusatz. Im dritten Abschnitt ist, noch zwei Minuten später, das Herzvolumen wieder konstant geworden, aber jetzt auf einem niedrigeren Niveau.

In einem andern derartigen Versuch wurde der künstliche Capillar-widerstand allmählich erhöht, wobei natürlich jedesmal das Herz-

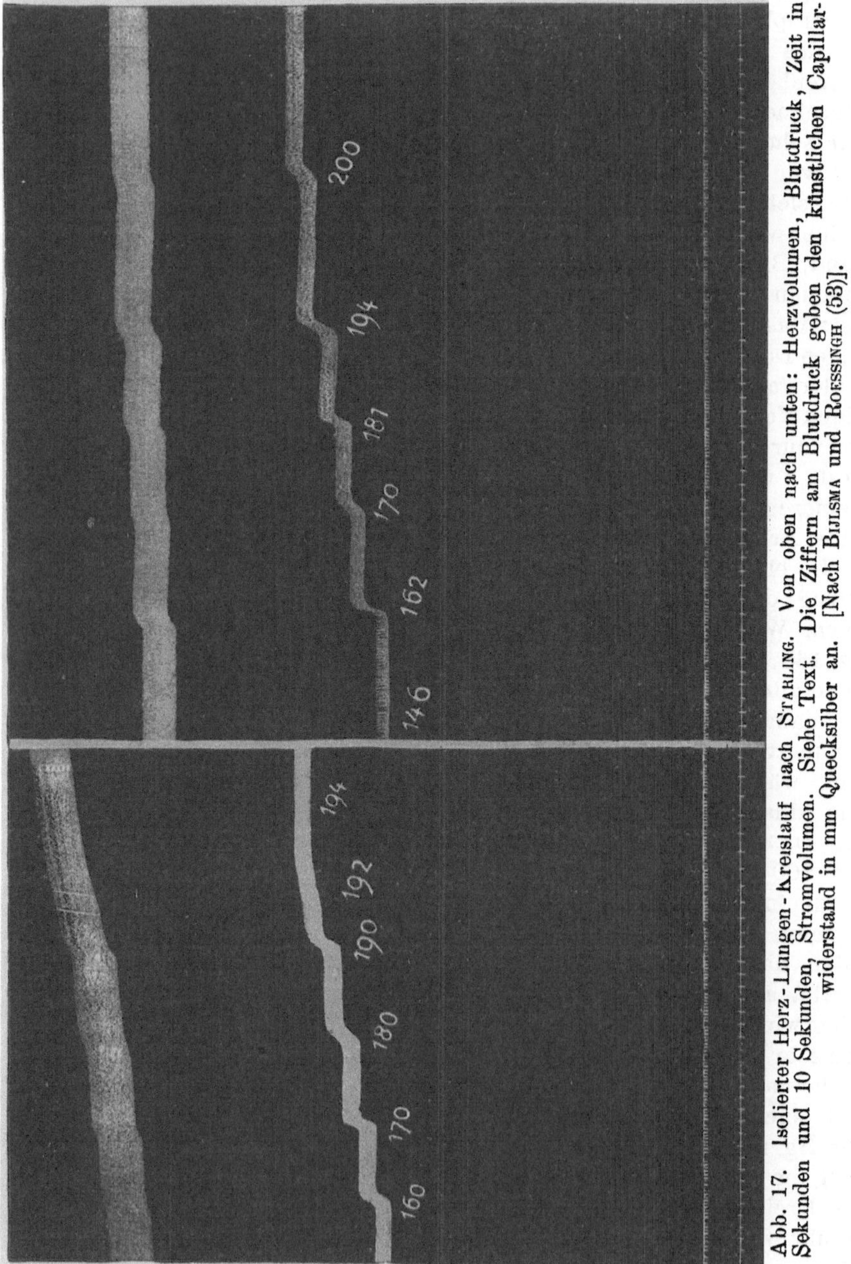

Abb. 17. Isolierter Herz-Lungen-Kreislauf nach STARLING. Von oben nach unten: Herzvolumen, Blutdruck, Zeit in Sekunden und 10 Sekunden, Stromvolumen. Siehe Text. Die Ziffern am Blutdruck geben den künstlichen Capillar-widerstand in mm Quecksilber an. [Nach BIJLSMA und ROESSINGH (53)].

volumen zunahm, da zur Überwindung eines größeren Widerstands eine größere Anfangsfüllung erforderlich ist. Nach Herabsetzung des Widerstandes wurde per 100 ccm Blut 0,03 mg g-Strophanthin zugesetzt und 2 Min. später der Widerstand wieder allmählich erhöht. Während das erstemal das Steigern des Widerstandes von 150 auf 180 mm Hg eine Volumenzunahme von 2,5 ccm verursachte, hatte nach Strophanthinzusatz eine Widerstandserhöhung von 146 auf

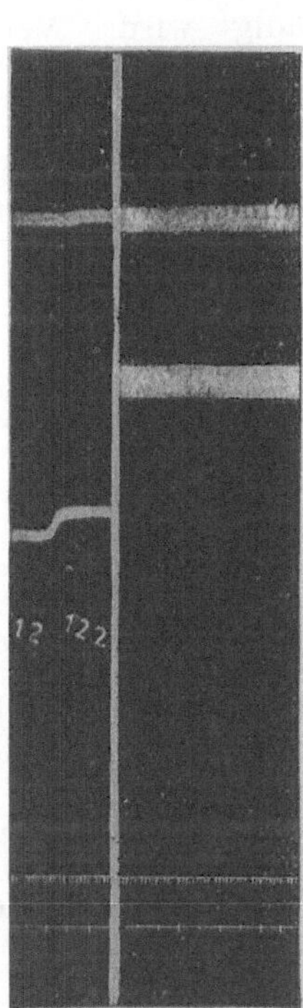

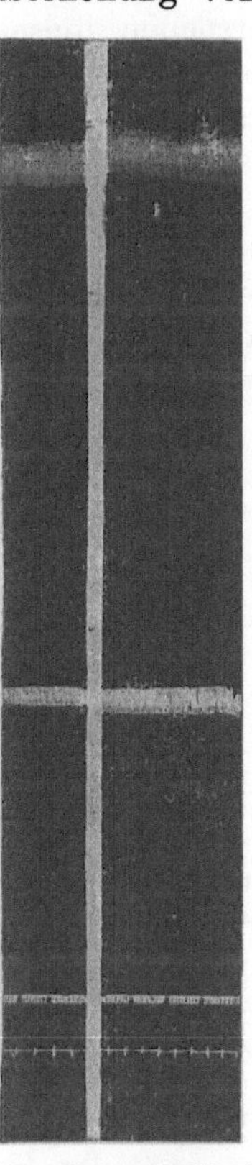

Abb. 18. Herz-Lungen-Kreislauf nach STARLING. Registrierung von oben nach unten: Herzvolumen, Blutdruck, Zeit in Sekunden und 10 Sekunden. Zwischen beiden Abschnitten der Kurve ist Strophanthin zugesetzt. (Nach BIJLSMA und ROESSINGH.)

Abb. 19. Herz-Lungen-Kreislauf nach STARLING. Registrierung wie bei der vorigen Abbildung. Die venöse Zufuhr wird so lange gesteigert, bis das Herz sie nicht mehr ganz bewältigen kann. Nach dem Strophanthinzusatz ist es dazu imstande. (Nach BIJLSMA u. ROESSINGH.)

181 nur eine Herzvergrößerung von 1 ccm zur Folge. Eine gleiche, ja selbst etwas größere Widerstandserhöhung hatte demnach eine wesentlich geringere Herzerweiterung zur Folge. Wir sehen das in Abb. 17. Außerdem erhellt aus dieser Abbildung noch ein anderer Einfluß der therapeutischen Strophanthinwirkung. Während vor dem

Strophanthinzusatz bei einem Widerstand von 190—192—194 mm Hg das Herz schnell dilatiert und die normale Zirkulation nicht mehr aufrecht erhalten kann, wird nach Strophanthinzusatz noch bei einem Widerstand von 200 mm Hg die normale Zirkulation unterhalten und das Herzvolumen bleibt konstant. Das Herz ist hier demnach imstande, die Zirkulation bei einem höheren maximalen Widerstand zu unterhalten als zuvor. Ohne Digitalisanwendung sehen wir in den Starlingversuchen dieses niemals geschehen: wenn der Widerstand, bei welchem der Kreislauf versagt, zum zweiten Male bestimmt wird, ist er stets geringer, meist wesentlich geringer als das erstemal, da durch diese Bestimmungen das Herz geschädigt wird. Vergleiche auch den S. 48 beschriebenen Versuch.

Den Einfluß des Strophanthins auf das Herzvolumen sehen wir in anderer Form in Abb. 18. Dort ist 5 Minuten nach dem Strophanthinzusatz das diastolische Herzvolumen bei einem Widerstand von

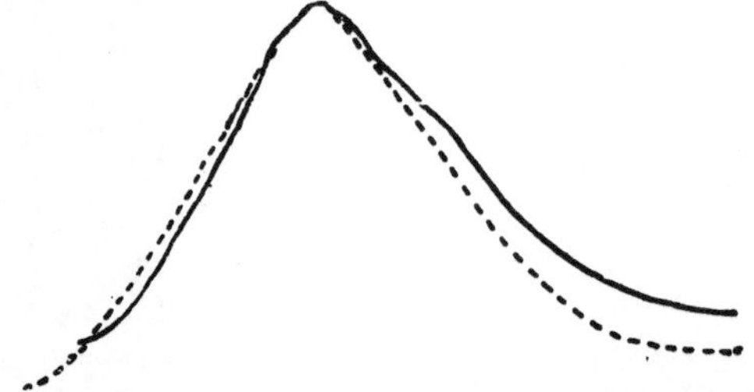

Abb. 20. Herz-Lungen-Kreislauf nach STARLING. Herzvolumen bei schnellem Gang des Kymographions. Erst wurde Chloralhydrat gegeben, dann Strophanthin. Die ausgezogene Linie zeigt die Gesamtvolumen beider Ventrikel 6 Minuten nach dem Strophanthinzusatz, als dieser noch nicht zur Wirkung gekommen war, die punktierte Linie zeigt dasselbe weitere 4 Minuten später. (Nach BIJLSMA und ROESSINGH.)

174 mm Hg ebenso groß, wie vor dem Zusatz bei einem Widerstand von 122 mm Hg.

Nach Strophanthin treten am Starlingpräparat noch andere Erscheinungen auf, die auf der durch dieses Mittel vergrößerten Kraft des Herzens beruhen.

So zeigt Abb. 19 ein Herz, bei dem die Zufuhr so lange gesteigert wird, bis das Herz sie nicht mehr ganz bewältigen kann und langsam dilatiert. Nach Wiederverkleinerung der Zufuhr wird Strophanthin zugesetzt. Wenn nun aufs neue auf die vorige (große) Zufuhr umgeschaltet wird, kann das Herz diese gut bewältigen: statt zu dilatieren, wird es kleiner, während das Minutenvolumen bedeutend größer ist als vor dem Strophanthinzusatz unter sonst gleichen Umständen.

Weiter zeigt Abb. 20, daß die Austreibung nach Eintritt der Strophanthinwirkung viel schneller vor sich geht als zuvor. In dieser

Abbildung sind die Volumkurven beider Ventrikel derart übereinander gezeichnet, daß die Öffnung der Aortenklappen in beiden Kurven zusammenfällt. Die ausgezogene Kurve ist in der Normalperiode, die punktierte nach Strophanthinzusatz geschrieben. Man sieht, daß der abfallende Schenkel in letzterer viel steiler abläuft als in der ersten. Demnach nahm das Herzvolumen während der Systole unter Strophanthinwirkung viel schneller ab als zuvor. Dabei war mittlerweile das Herzvolumen kleiner geworden und demnach die Anfangsfüllung verringert, was ein ungünstiger Faktor für eine schnelle Austreibung ist, aber durch die Strophanthinwirkung ganz kompensiert wird.

Auch in Abb. 21 sehen wir durch Strophanthin eine schnellere Austreibung zustande kommen. Hier ist nicht die Volumkurve, sondern

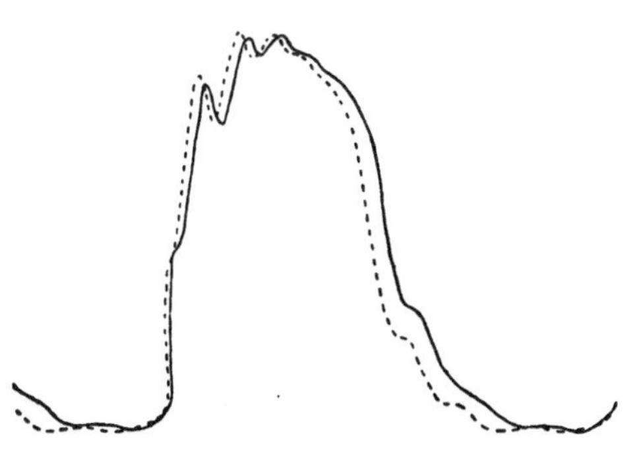

Abb. 21. Registrierung des Drucks in der linken Kammer vor (ausgezogene Linie) und nach (punktierte Linie) Strophanthin. Oben Zeit in ¹/₂₅ Sekunde. Unterste Linie: parallel der 0-Linie des Manometers. Nach Strophanthin sind Anspannung und Austreibung beschleunigt. (Nach Bijlsma und Roessingh.)

der Druck im linken Ventrikel registriert. Die ausgezogene Linie ist die Druckkurve vor Strophanthinzusatz, die punktierte dieselbe Druckkurve 9 Minuten später bei dem gleichen Widerstand und demselben Minutenvolumen. Die beiden Kurven sind so übereinander gezeichnet, daß die Anspannungen (der steile Anstieg in der Abbildung) sich decken. Der horizontale Teil der Kurve entspricht der Austreibungszeit. Nach Strophanthin ist sie ersichtlich kürzer als in der Normalperiode, und da Minutenvolumina und Frequenzen die gleichen sind, müssen demnach auch die ausgetriebenen Schlagvolumina die gleichen sein. Dasselbe Schlagvolumen wird demnach unter Strophanthinwirkung in einer kürzeren Zeitspanne ausgetrieben. Außerdem ist

die Anspannung beschleunigt, was aus dem steileren Anstieg der
Kurve hervorgeht.

Das gleiche sehen wir auch in Abb. 22, an der außerdem auffällt,
daß der maximale systolische Ventrikeldruck (bei dem gleichen mittleren Aortendruck) unter Strophanthinwirkung höher ist als in der
Normalperiode. Hier sehen wir die Ursache der Erscheinung, daß
ein größeres Schlagvolumen gegen denselben Widerstand in kürzerer
Zeit ausgetrieben werden kann.

Schließlich zeigt Abb. 23 noch eine Strophanthinwirkung, die in
den vorangegangenen Abbildungen nicht zum Ausdruck kam. In
dieser Abbildung sind wieder die Druckkurven des linken Ventrikels
zu drei verschiedenen Zeitpunkten übereinander gezeichnet. Die

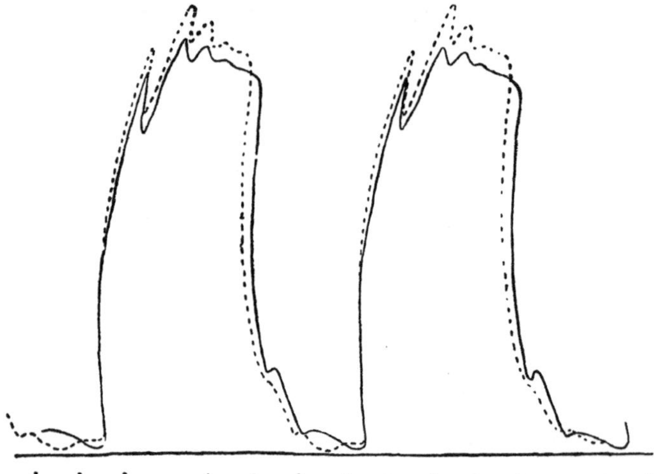

Abb. 22. Registrierung von oben nach unten: Kammerdruckkurve, 0-Linie des
Manometers, Zeit in ¹/₂₅ Sekunde. Nach Strophanthin (punktierte Linie) schnellere
Anspannung, schnellere Austreibung und höherer systolischer Maximaldruck.
(Nach Bijlsma und Roessingh.)

ausgezogene Linie ist die Druckkurve vor Strophanthinzusatz, die
punktierte dieselbe 10 Minuten danach, die gestrichelte dieselbe
15 Minuten nach dem Zusatz. Der künstliche Capillarwiderstand war
zu allen drei Zeitpunkten 196 mm Hg. Vor dem Strophanthinzusatz
war das Herz dem nicht gewachsen: der diastolische Kammerdruck
war nicht wie bei einem Herzen, das seine Aufgabe richtig erfüllt,
ungefähr 0, sondern 23 mm Hg. 10 Minuten nach Zusatz von 0,03 mg
g - Strophanthin auf je 100 ccm Blut ist der diastolische Kammerdruck schon auf 7 mm Hg gesunken, 15 Minuten nach dem Zusatz war
er 0. Außerdem erkennen wir auf dieser Abbildung die schnellere
Austreibung unter Strophanthinwirkung. Schließlich sehen wir auch
die Anspannung in dieser Abbildung steiler verlaufen, demnach

schneller vor sich gehen als in der Normalperiode, wie wir das auch in Abb. 21 und 22 sahen.

Dies alles sind Versuchsbeispiele, die beweisen, daß das Herz unter mehr oder minder ungünstigen Bedingungen (der unvermeidlichen Mißhandlung durch das Präparieren und dem hohen arteriellen Widerstand) durch Strophanthin eine Verstärkung seiner Kraft erfährt,

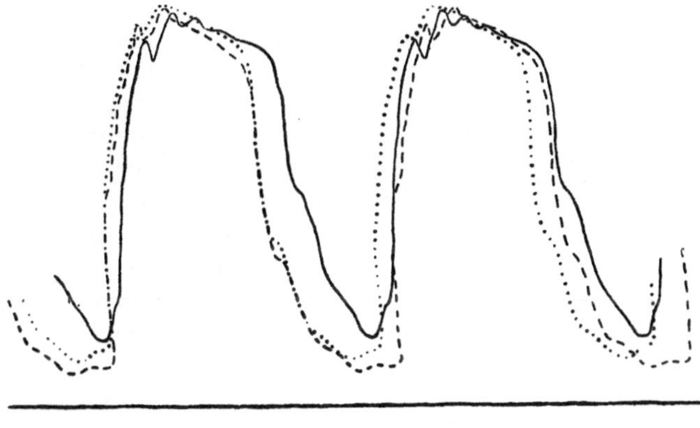

Abb. 23. Registrierung von oben nach unten: Kammerdruck, 0-Linie des Manometers, Zeit in ¹/₂₅ Sekunde. Siehe Text. (Nach Bijlsma und Roessingh.)

die es ihm ermöglicht, seine Aufgabe besser zu erfüllen oder gar die Schwierigkeiten ganz zu überwinden.

Diese Verstärkung der Herzkraft fanden wir auch in Versuchen, bei denen die sogenannte „absolute Kraft" des Herzens bestimmt wurde. Hierbei wird die künstliche Aorta völlig komprimiert und

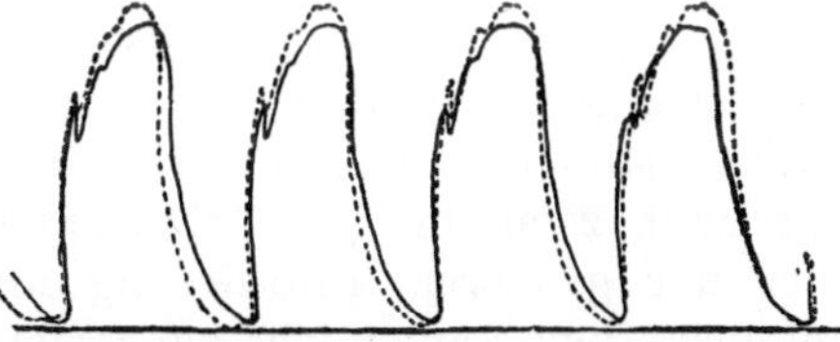

Abb. 24. Die vier höchsten Druckkurven vor (ausgezogene Linie) und nach (punktierte Linie) Strophanthin. Durch Strophanthin wird die „absolute Kraft" erhöht. (Nach Bijlsma und Roessingh.)

das Blut kann demnach nur noch nach einer Richtung die linke Kammer verlassen und zwar durch die Coronargefäße. Die diastolische Kammerfüllung nimmt dann allmählich zu. Anfangs geht damit eine Erhöhung des systolischen Kammerdruckes einher, doch nach einem gewissen Maximum (das man nach Franks Definition als absolute Kraft bezeichnet) nimmt bei den folgenden Kontraktionen der systolische Druck wieder ab. Das gleiche Herz konnte nun nach Strophanthin höhere Druckwerte erreichen, als in der Normalperiode. Abb. 24 gibt ein Beispiel aus einem dieser Versuche wieder.

Diese Wirkung auf das Herz wird durch die Gefäßkontraktion im Splanchnicusgebiet unterstützt. Wird doch hierdurch das in den Bauchorganen gestaute Blut verdrängt und nach Nieren, Hirn, Coronargebiet und Körperoberfläche verlagert. Es kommt so zu einer völligen Umschaltung des ganzen Kreislaufs.

Bei Herzschwäche kann, wie wir sahen, das Herz der von der venösen Seite zuströmenden Blutmenge nicht völlig gerecht werden; es geht daher die Stauung mit einer Verlangsamung der gesamten Zirkulation einher; denn da der Blutumlauf einen Kreislauf darstellt, muß durch jeden Querschnitt dieses Kreises in der Zeiteinheit dieselbe Blutmenge fließen, da sonst schließlich alles Blut an einer Stelle sich ansammeln müßte. Die Geschwindigkeit der Zirkulation wird daher bei Herzschwäche durch das Herz bestimmt und eingeschränkt. Sobald die Herzschwäche durch Digitalis aufgehoben ist, fällt die Ursache für die Verlangsamung fort und die Geschwindigkeit des Blutkreislaufes steigt.

Hieraus ergibt sich noch eine andere wichtige Folge. Bei Gesunden wird die Geschwindigkeit des Blutumlaufs nicht, wie viele Ärzte annehmen, durch das Herz bestimmt, sondern durch den Bedarf der einzelnen Organe. In jedem Organ, das mehr Arbeit leistet, tritt Gefäßerweiterung auf, und infolgedessen strömt mehr Blut durch dieses Organ nach der venösen Seite. Je mehr Organe in Tätigkeit treten, desto größer ist der Zustrom nach dem rechten Herzen. Das normale Herz ist imstande, diese wechselnden Blutmengen auf die arterielle Seite zu bringen und verhält sich dabei rein passiv. Die Größe der Durchströmung der einzelnen Organe wird demnach durch diese selber geregelt. Anders verhält sich dies bei Dekompensation. Hierbei erhält das Herz mehr Blut als es bewältigen kann und die Geschwindigkeit der Zirkulation wird durch dieses Unvermögen des Herzens eingeschränkt. Muß nun ein oder das andere Organ Mehrarbeit leisten, dann kann zwar in ihm Gefäßerweiterung auftreten, das Herz kann aber der größeren Anforderung nicht nachkommen und der Blutumlauf insgesamt kann nicht zunehmen. Der Blutkreislauf wird dabei nicht mehr durch die Organe, sondern durch das schwache Herz bestimmt. Wird nun durch Digitalis das Herz wieder zu ausreichender Kraftentwicklung befähigt, so wird der ursprüngliche Zustand wieder hergestellt, d. h. die Zirkulation wird wieder abhängig vom Bedarf der einzelnen Organe, und so kommt es, daß nach einer geglückten Digitaliskur der Patient wieder Muskelarbeit und andere Leistungen verrichten kann.

Gleichzeitig mit der Zunahme der Kreislaufsgeschwindigkeit bessert sich auch die Sauerstoffversorgung der Gewebe, alle Folgen des Sauerstoffmangels bilden sich zurück, insbesondere die später zu bespre-

chenden Erscheinungen an den Nieren und auch die am Zentralnervensystem. Da auch durch die Lunge in der Zeiteinheit mehr
Blut strömt, kann dort auch mehr Sauerstoff aufgenommen und so
dem Bedarf des Gesamtorganismus besser nachgekommen werden.
Es wird dies dadurch noch gefördert, daß die Digitaliskörper in den
Lungen keine Gefäßverengung verursachen, so daß dort keine Behinderung der Durchströmung eintritt. Aus LUNDSGAARDS (35) Untersuchungen geht hervor, daß bei Dekompensation der Sauerstoffgehalt
des venösen Blutes besonders niedrig ist, wahrscheinlich infolge davon,
daß wegen des langsamen Blutstromes der Sauerstoff dem Blut von
den Geweben vollständiger entzogen werden kann. Nach einer geglückten Digitaliskur sah LUNDSGAARD den Sauerstoff des venösen
Bluts wieder bis zur Norm steigen.

Diese Bemerkungen über die Veränderungen der Sauerstoffversorgung der Organe durch Digitalis mögen genügen. Die gesamte
Frage wird zur Zeit von verschiedenen Seiten her in Angriff genommen. Der Mechanismus und die Ursache von Sauerstoff- und
Kohlensäureaustausch im venösen und arteriellen Blut, in Lungen
und Geweben, bei Dekompensation und nach Digitalis sind noch
nicht in allen Einzelheiten zu übersehen. Wahrscheinlich werden noch
interessante Ergebnisse an den Tag kommen.

Infolge Besserung des Blutkreislaufs und der Sauerstoffversorgung
verschwindet auch mit der Cyanose die Dyspnoe und damit
auch die dyspnoische Reizung des Zentralnervensystems. Eine Folge
davon kann Absinken des Blutdrucks sein. SAHLI und andere haben
gezeigt, daß bei Dekompensation der Bludruck nicht, wie man früher
annahm, niedrig ist, sondern daß er infolge der asphyktischen Reizung
des vasomotorischen Zentrums sogar erhöht gefunden werden kann.
Es ist das die bekannte „Hochdruckstauung“. Wird durch eine gelungene Digitaliskur die Stauung und Asphyxie beseitigt, dann verschwindet auch die abnorme Reizung des vasomotorischen Zentrums
und der Blutdruck fällt bis zur Norm ab. Abgesehen von dem oben
(S. 61) auseinandergesetzten Einfluß des Vaguszentrums kann so schon
durch Besserung des asphyktischen Zustandes die Blutdrucksenkung
zustande kommen. War zuvor keine „Hochdruckstauung“ vorhanden,
dann bleibt, wie schon gesagt, der Blutdruck nach Digitalis entweder
unverändert oder steigt ein wenig.

Das Absinken des venösen Druckes und die Zunahme der Zirkulationsgeschwindigkeit wirken noch anderen Stauungserscheinungen
entgegen. An erster Stelle müssen hier die Ödeme genannt werden.
Diese sind bei Dekompensation hauptsächlich die Folge einer Erhöhung des Venen- und damit auch des Capillardruckes, wobei durch
Sauerstoffmangel gleichzeitig die Durchlässigkeit der Capillarwandungen erhöht sein kann. Inwiefern auch die asphyktischen Veränderungen in den Geweben und die verminderte Wasser- (und Salz-?)

Ausscheidung durch die Nieren die Ödembildung unterstützen, ist nicht immer mit Sicherheit zu sagen. Alle diese Ursachen für das Auftreten der Ödeme werden durch die Digitalistherapie beseitigt. Der Venen- und Capillardruck sinken, die Umlaufgeschwindigkeit steigt, die Sauerstoffversorgung der Capillarwände und der Gewebe bessert sich, die Sekretionskraft der Nieren steigt: die Folge ist das Schwinden der Ödeme.

Bekannt ist die oft enorme Diurese, die nach Digitalis auftritt. Die Herabsetzung der Nierensekretion bei Dekompensation beruht auf Verlangsamung des Blutstroms und Verschlechterung der Sauerstoffversorgung der Nieren. Werden diese Ursachen beseitigt, dann stellt sich die Funktion der Niere wieder her, besonders, da therapeutische Digitalisdosen die Nierengefäße erweitern und so diesem Organ an erster Stelle eine genügende Blut- und Sauerstoffversorgung verbürgen. Da nun bei Ödempatienten große Flüssigkeitsmengen für die Ausscheidung bereit sind, so werden die nach Digitalis zu beobachtenden Diuresen von 6 Liter und mehr begreiflich. Es ist selbstverständlich, daß nach Ausscheidung der Ödeme die Diurese auch bei Fortdauer der therapeutischen Digitaliswirkung wieder bis zur Norm abnehmen muß.

Der bei Dekompensation meist beschleunigte Puls wird unter dem Einfluß des Digitalis langsam und kräftig. Es beruht das hauptsächlich auf einer Erhöhung des zentralen Vagustonus. Da aber die Dehnung der Vorhöfe durch Stauung schon an sich reflektorisch den Herzschlag beschleunigt, muß auch das Nachlassen der Stauung in den Atrien einen beschleunigten Puls verlangsamen.

Irregularitäten können durch die regularisierende Wirkung therapeutischer Digitalisdosen beseitigt werden. Im Experiment sehen wir oft Extrasystolen und Alternans verschwinden. Die Reizleitung kann, wie oben beschrieben, durch direkte Einwirkung therapeutischer Digitalisdosen auf das Hissche Bündel verbessert werden, während in anderen Fällen Erhöhung des Vagustonus die Reizleitung schädigt. Letzteres tritt vor allem ein, wenn schon zuvor Neigung zu Block bestand.

Da es bei der gebräuchlichen Methode der Verabreichung per os dem Arzt darauf ankommt, erkennen zu können, wann eine genügende Digitaliswirkung eingetreten ist, mögen hier die Haupterscheinungen noch kurz zusammengefaßt werden (vgl. Kap. IV):

1. Die Erweiterung der Blutgefäße in den Extremitäten führt zu einer Vergrößerung des Pulsdrucks oder der Pulsamplitude (d. h. des Unterschieds zwischen systolischem und diastolischem Blutdruck), wie diese am Arm mit der Manschette von Riva-Rocci gemessen werden. Schon bei Gesunden kann die Pulsamplitude unter Digitalis infolge Absinkens des diastolischen Drucks zunehmen [Fraenkel (31)], bleibt aber auch oft unverändert [Fraenkel und Schwartz (32)]. Bei Kom-

pensationsstörung besteht aber wahrscheinlich durch asphyktische Reizung des vasomotorischen Zentrums Gefäßverengerung in den Extremitäten, welche vereint mit der Herzschwäche die Amplitude verkleinert. Nach Digitalis verschwindet sowohl Asphyxie wie Herzschwäche und die Verschiebung des Blutes nach der Peripherie kann sich nach Digitalis unbehindert vollziehen. Manche Kliniker messen denn auch der Vergrößerung der Pulsamplitude einen großen Wert bei (s. auch S. 105).

2. Die Pulsverlangsamung. Diese tritt manchmal später auf als die Zunahme der Pulsamplitude und kann sogar ganz fehlen, u. a. wenn der Puls schon zuvor langsam war. Wenn nachweisbar, gibt sie einen guten Indicator für die Digitaliswirkung ab (s. S. 104).

3. Die Diurese. Sie kann nur dann deutlich sein, wenn die Nierenfunktion zuvor unzureichend war (s. S. 105).

4. Die Umkehr der T-Zacke im Elektrokardiogramm. Auf diese Erscheinung legen amerikanische Untersucher großen Wert (s. S. 49).

5. Die Besserung des Sauerstoffgehalts des venösen Blutes.

6. Die übrigen obengenannten Folgen der Kreislaufbesserung, wie Schwinden der Cyanose, der Dyspnoe, der Ödeme usw.

5. Digitalis-Intoxikation. Aufnahme, Verteilung, Wirkungsmechanismus, Kumulation.

Wenn nach dem Eintreten der therapeutischen Digitaliswirkung mit der Zufuhr des Mittels in zu großen Einzeldosen fortgefahren wird, treten die allen Ärzten bekannten und so sehr gefürchteten Kumulationserscheinungen auf. Da hierüber noch vielfach sehr falsche Vorstellungen verbreitet sind, muß auf diese Frage noch im einzelnen eingegangen werden.

Die Erscheinungen der Digitalisintoxikation bestehen in erster Linie in Symptomen seitens des Magen-Darmkanals, hauptsächlich Übelkeit und Brechen.

Hier muß man unterscheiden zwischen sogenanntem frühem und spätem Erbrechen.

Digitalis-Körper und -Präparate haben Reizwirkungen, die bei den einzelnen Präparaten verschieden groß sind und teils auf die Digitalisstoffe selbst, teils auf Ballaststoffe (Saponine) zurückzuführen sind. Bei empfindlichen Personen können z. B. bei Anwendung von Pulvis foliorum digitalis in therapeutischen Dosen Übelkeit und Brechen auftreten, die nichts mit einer Digitalisintoxikation zu tun haben und nach intravenöser Injektion von geeigneten Präparaten bei demselben Patienten nicht wahrgenommen werden. Dagegen ist das sogenannte späte Brechen ein Symptom der Digitalisintoxikation, das nach Untersuchungen von GOTTLIEB (36) und von HATCHER und EGGLESTON (37) vom Brechzentrum ausgelöst wird und auch bei intravenöser

Anwendung auftritt[1]). Nach SLUYTERS (8) tritt bei Anwendung ungefähr des dritten Teils der tödlichen Dosis eines bestimmten holländischen Präparats (MEULENHOFF I, d. h. der Gitalinfraktion aus den Digitalisblättern) bei Katzen dieses toxische Erbrechen auf.

Ein zweites Symptom der Digitalisintoxikation ist die Verschlechterung der Herztätigkeit. Sie kann sich z. B. auf Grund von Reizung der tertiären Zentren in Extrasystolie oder Tachykardie äußern (s. S. 107).

Einige Untersucher legen hohen Wert auf die Verringerung der Pulsamplitude, die aber nicht als Zeichen beginnender Herzschwäche aufzufassen ist, sondern höchstwahrscheinlich durch Vasoconstriction in den Extremitäten infolge der zu hohen Digitalisdosen verursacht wird (s. S. 60).

Auch Absinken der Diurese (Vasoconstriction der Nierengefäße) sieht man im toxischen Stadium; hierbei darf aber nicht übersehen werden, daß nach Ausscheidung der Ödeme dekompensierter Herzkranker die starke Diurese von selbst zurückgeht. Sie geht aber dann nicht bis auf subnormale Werte herab (s. S. 107).

Daß man nach Verabfolgung einer einzelnen zu großen Digitalisdosis Intoxikationserscheinungen sehen kann, bedarf keiner Erläuterung. Für die Digitalistherapie ist aber wesentlich, daß die Intoxikation nach langdauernder, wiederholter Anwendung kleiner, an sich unschädlicher Mengen auftreten kann. Zur Erklärung dieser Erscheinung muß man der Aufnahme und dem weiteren Verhalten der Digitalisstoffe im Körper nachgehen.

Nach den Untersuchungen von GOTTLIEB und OGAWA (38) findet die Resorption der wirksamen Bestandteile aus den Digitalisblättern im Dünndarm und nicht im Magen statt, so daß die Aufenthaltsdauer des Pulvers oder Infuses im Magen als Zeitverlust angesehen werden muß. Während die Digitalisglucoside im allgemeinen im Magen und Dünndarm nicht in erheblichem Maße zerstört werden, sind die Strophanthine weniger widerstandsfähig. JOHANNESSOHN (39) zeigte, daß besonders das k-Strophanthin durch Magen- und Darmsaft angegriffen wird, weniger das g-Strophanthin (Ouabain). Wenn nun im Splanchnicusgebiet Stauung besteht, ist die Resorption der Digitalisstoffe sehr viel schlechter als unter normalen Verhältnissen, wie OGAWA (50) bei Tieren mittels künstlicher Stauung in diesem Gebiet gezeigt hat. Die Säfte des Verdauungstractus wirken daher länger ein und zersetzen die Glucoside zu unwirksamen Stoffen. Besonders die Strophanthine dürften unter solchen Verhältnissen vor der Resorption erheblich verändert werden. Hierauf beruht teilweise die unter den Ärzten verbreitete Ansicht, die Strophanthuspräparate seien per os gegeben

---

[1]) Nach neuen Untersuchungen von HATCHER und WEISS wird es reflektorisch vom vergifteten Herzen ausgelöst (54).

schwache Herzmittel. Und doch haben die Strophanthine bei intravenöser Injektion eine ungewöhnlich kräftige Herzwirkung. Wenn auch bei Stauung Strophanthus per os wirkungslos bleibt, kann dennoch bei intravenöser Strophanthineinspritzung ein Erfolg erzielt werden. Für die klinische Anwendung vgl. auch S. 115.

Wenn die Digitalisstoffe ins Blut gelangen, werden sie sehr schnell von den Organen aufgenommen. GOTTLIEB (51) hat gezeigt, daß nach intravenöser Injektion nach 2 Minuten $^1/_4$, nach 4 Minuten nur noch $^1/_8$ im Blute vorhanden ist, und daß der Rest binnen 1 Stunde verschwindet. Diese Versuche wurden an weißen Mäusen angestellt, und es ist nicht festgestellt, ob der Mensch sich genau so verhält. Es kann aber als sicher angesehen werden, daß auch beim Menschen die Digitalisstoffe nach einiger Zeit in die Gewebe übergehen und dort teils gebunden, teils abgebaut werden. Von wesentlicher Bedeutung ist, daß das Herz nicht das einzige Organ ist, das hierbei mitwirkt; es geht das schon aus der Tatsache hervor, daß bei intravenöser Injektion zur Beeinflussung des Herzens außerordentlich viel größere Dosen erforderlich sind, als nach Versuchen an isolierten Herzen vorauszusetzen war. Es gelangt demnach nur ein kleiner Teil der resorbierten Digitalismenge in das Herz.

Die Fähigkeit des Herzens, die Digitaliskörper aufzunehmen und festzuhalten, ist für die einzelnen Substanzen ganz verschieden, und hierauf beruhen teilweise die Unterschiede in Dauer und Verlauf der Wirkung.

Das extremste Verhalten auf der einen Seite zeigt das k-Strophanthin, von dem bereits 0,00025 mg ausreicht, um ein Froschherz zu vergiften. Die Flüssigkeit, mit der ein Herz zur systolischen Contractur gebracht worden ist, büßt sehr wenig von ihrem Strophanthingehalt ein, so daß noch 6 und mehr Herzen nacheinander mit derselben Flüssigkeit vergiftet werden können. WEIZSÄCKER (40) hat berechnet, daß, wenn ein Froschherz mit einer eben tödlichen Strophanthindosis in kleiner Flüssigkeitsmenge vergiftet wird, das Strophanthin im Herzmuskel in derselben Konzentration vorhanden ist wie in der Flüssigkeit. In diesem Fall entspricht der Grad der Vergiftung der Konzentration des Strophanthins in der Giftlösung. Ein Herz, das durch eine nicht zu große Strophanthindosis zum systolischen Stillstand gebracht wurde, kann sich durch Auswaschen mit mehrfach gewechselter Ringerlösung wieder erholen. Die Strophanthinwirkung ist demnach reversibel. Anders verhält sich Digitoxin und Digitaleïn. Hier verteilt sich das Gift derart zwischen Herzmuskel und Flüssigkeit, daß es sich im Muskel in viel (7—25 mal) höherer Konzentration anhäuft, als in der Flüssigkeit zurückbleibt. Diese Erscheinung läßt sich mit einem digitalisartig wirkenden Farbstoff (Methylviolett) sehr deutlich demonstrieren. Wird ein Froschherz an eine Glaskanüle gebunden und diese mit 1 ccm einer verdünnten

Methylviolettlösung gefüllt, dann ist nach Ablauf einer Stunde die Flüssigkeit farblos und das Herz dunkelviolett, und es glückt auch durch wiederholtes Auswaschen mit frischer Ringerlösung nicht, 'den Farbstoff aus dem Herzen zu entfernen. Auch das Digitoxin wird im Herzen viel fester gebunden als das Strophanthin. Bei den Digitalisglucosiden, insbesondere dem Digitoxin und Digitaleïn ist daher auch die Wirkungsstärke nicht so sehr von der Konzentration abhängig als von der absoluten Glucosidmenge, die mit dem Blut durch das Herz kreist, da der Herzmuskel diese Stoffe der Flüssigkeit zu entziehen und in sich aufzuhäufen vermag.

SLUYTERMAN (41) hat darauf aufmerksam gemacht, daß der Grad der Reversibilität bei den verschiedenen Digitalisstoffen von großer Bedeutung ist. Bei zu großer Reversibilität läßt sich keine therapeutische Wirkung von ausreichend langer Dauer erzielen, während auf der andern Seite Stoffe mit gänzlich irreversibler Wirkung praktisch unbrauchbar sein müssen. Das Brauchbare liegt auch hier in der Mitte und wir verfügen über eine hinreichend große Zahl verschiedener Medikamente, um alle Grade der Reversibilität erzielen zu könneu.

Aus dem Gesagten ergibt sich, daß für eine Digitaliswirkung, die nicht wie die des Adrenalins binnen wenigen Minuten vorübergehen soll, Bindung an das Herz die erste Voraussetzung ist, und daß bei Zufuhr neuer Digitalismengen das Herz auch wieder aufs neue Glucoside aufnehmen muß. Ob dabei eine Zunahme der Wirkung auftritt, wird davon abhängen müssen, wieviel inzwischen abgebaut wurde. Es gibt keine Digitaliswirkung ohne Kumulation. Die verschiedenen Digitalisstoffe besitzen aber die Eigenschaft der Kumulation in sehr verschiedenem Maße.

Unsere Kenntnisse hierüber beruhen hauptsächlich auf zwei Arbeiten. FRAENKEL (42) hat bei Katzen in bestimmten Zeitintervallen Digitalisstoffe injiziert und als Maß für die Digitaliswirkung die Pulsverlangsamung verwandt, während HATCHER (43) bei Katzen zu einem bestimmten Zeitpunkt eine einzige große, nicht tödliche Digitalisdosis einspritzte, und nun nach verschiedenen Zeitabschnitten feststellte, mit wieviel weniger Strophanthin er diese Tiere im Vergleich zu normalen Katzen durch intravenöse Einspritzung töten konnte. Den Unterschied verwandte er als Maß für die noch im Körper zurückgebliebene Digitalismenge. Die Ergebnisse waren folgende:

FRAENKEL fand, daß man für jedes Digitalispräparat eine tägliche Dosis feststellen kann, bei der eine dauerhafte therapeutische Wirkung ohne toxische Erscheinungen erzielt und unterhalten werden kann. Werden die täglichen Dosen nur ein wenig erhöht, dann tritt nach den ersten Einspritzungen wohl ein therapeutischer Effekt, bei Fortsetzung aber das toxische Stadium auf, das sich in Pulsunregelmäßigkeiten, Erbrechen und allgemeinen Krankheitserscheinungen äußert. Je größer die einzelnen an sich nicht toxischen Dosen sind, um so schneller treten die Vergiftungserscheinungen auf, während andererseits Verlängerung der Pausen zwischen den Einspritzungen die Vergiftungserscheinungen später eintreten läßt.

Digitoxin hat eine besonders starke kumulative Wirkung. Nach einer einzelnen Dosis dauert es recht lange, bis die Wirkung eintritt

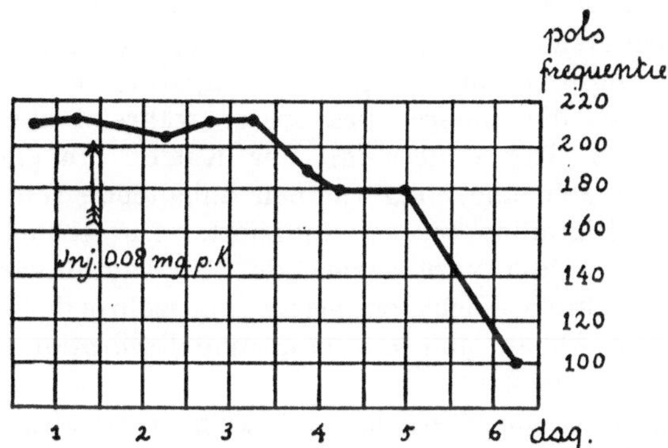

Abb. 25. Abnahme der Pulsfrequenz von 210 auf 100 nach Digitoxininjektion. Der Einfluß wird 2 Tage nach der Injektion eben bemerkbar. (Nach FRAENKEL, Arch. f. exp. Pathol. u. Pharmakol. Bd. 51, S. 89.)

(1—2 Tage, Abb. 25). Bei Verabfolgung einer einzelnen Digitoxindosis tritt entweder keine oder es tritt eine toxische Wirkung auf. Der therapeutische Effekt ist mit Digitoxin nur durch Kumulation mehrerer, an sich unwirksamer Dosen zu erzielen.

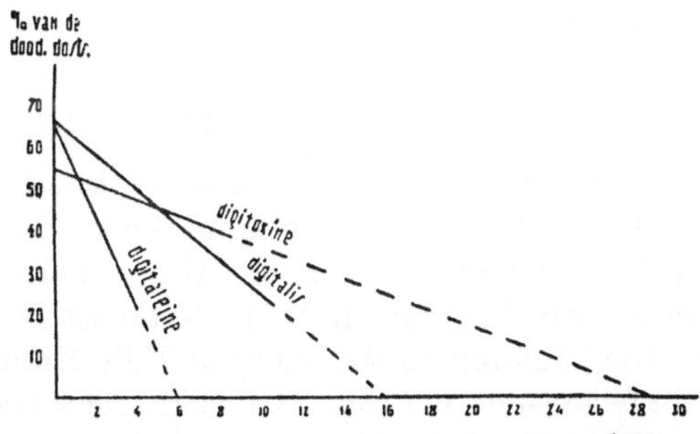

Abb. 26. Die Linien zeigen, wieviel Prozent der tödlichen Dosis nach der angegebenen Anzahl Tage nach Injektion von 75% der tödlichen Dosis noch in den Katzen vorhanden war. (Nach HATCHER.)

Strophanthin dagegen wirkt viel schneller und die Wirkung ist auch früher vorüber. Diese Unterschiede zwischen den Digitalisstoffen ergeben sich besonders deutlich aus HATCHERS Kurven, in denen die einzelnen Linien angeben, wieviel Prozent der tödlichen Dosis nach verschieden langer Zeit noch im Körper vorhanden ist (Abb. 26).

Hieraus ergibt sich, daß nach einer einzelnen Gabe Digitalistinktur mit ungefähr $^3/_4$ der tödlichen Dosis die Entgiftung bei Katzen 16 Tage dauert, während bei Digitoxin 28 Tage und bei Digitaleïn nur 6 Tage erforderlich sind. Nach Injektion von 75 % der tödlichen Dosis eines aus Digitalis hergestellten Gitalin - Digitaleïnpräparates von MEULENHOFF fand SLUYTERS (8) nach 8 Tagen noch eine deutliche, nach 14 Tagen praktisch keine Nachwirkung mehr.

Aus der Untersuchung von HATCHER ging hervor, daß die Nachwirkung von Digitoxin und in geringerem Grade von Digitalispulver länger anhält als die anderer Präparate, während die von Strophanthin nur einen Tag dauert (an der Katze). In allen Fällen, in denen man demnach eine einigermaßen anhaltende Wirkung erzielen will, sind die Digitalispräparate indiziert. Die schnell eintretende und sehr rasch wieder vorübergehende Strophanthinwirkung ist bei intravenöser Injektion leicht zu erreichen, während bei Zufuhr per os der teilweise Abbau und die langsame Resorption das Ergebnis oft unsicher gestalten.

Sehr wichtig ist die Tatsache, daß keine Gewöhnung an Digitalisstoffe auftritt, mit andern Worten, daß nicht wie bei Morphin und Alkohol immer größere Dosen erforderlich sind, um das gewünschte Resultat zu erzielen; wenigstens sind bisher keine Tatsachen bekannt, die eine Veränderung der Empfindlichkeit bei langdauernder Anwendung wahrscheinlich machen.

Über die Ausscheidung der Digitalisglucoside ist nichts bekannt. Es ist daher sehr wahrscheinlich, daß sie im Körper abgebaut und unwirksam gemacht werden und daß das Verschwinden der Wirkung auf dieser Umsetzung beruht.

Unterschiede in der Wirkung der einzelnen Digitalisstoffe.

Wir können eigentlich sagen, daß alle praktisch angewandten Digitalisstoffe qualitativ dieselbe Wirkung besitzen, daß aber wesentliche quantitative Unterschiede bestehen. Die Gefäßwirkung ist bei Digitoxin am kräftigsten, bei den andern Digitalisstoffen und Strophanthin geringer. Die Bindung an das Herz und die Kumulation ist bei Strophanthin am schwächsten, bei Digitoxin sehr viel stärker. Digitoxin besitzt die längste, Strophanthin die kürzeste Nachwirkung, während die übrigen Digitalisglucoside eine Zwischenstellung einnehmen. Am schnellsten tritt die Wirkung bei intravenöser Strophanthininjektion ein. Zuweilen bemerkt man den Einfluß schon während der Injektion, die maximale Wirkung wird oft schon nach 1 Stunde erreicht.

Hieraus muß man nicht folgern, daß Strophanthin das beste Mittel ist. Die Wirkung ist sehr flüchtig und es besteht die Möglichkeit, daß der Erfolg nachläßt, wenn die Dosen (Einspritzungen) nicht immer wiederholt werden. Andererseits kann die außerordentlich lange

Nachwirkung und starke Kumulation des Digitoxins auch von Nachteil sein, wie selbst von französischer Seite anerkannt wurde [Manquat (44)].

Aus dem Vorausgegangenen ergibt sich, daß wir heute einen ziemlich guten Einblick in den Mechanismus haben, auf dem die durch Withering entdeckte Heilwirkung des Digitalis beruht und daß der Arzt sich am Krankenbett ein Bild von den Veränderungen machen kann, die er durch die Digitalisverordnung in dem Körper seines Patienten hervorbringt. Zur Erreichung dieses Ziels waren zahlreiche experimentelle Untersuchungen nötig, die ursprünglich besonders an Fröschen, später an Säugetieren ausgeführt wurden. Im folgenden Kapitel hoffen wir zeigen zu können, welche Erfolge man klinisch bei den verschiedenen Krankheitszuständen erzielen kann.

Literatur.

1. R. Magnus und S. C. M. Sowton: Zur Elementarwirkung der Digitaliskörper Arch. f. exp. Path. u. Pharm. 63, 255. 1910.
2. R. Gottlieb und R. Magnus: Digitalis und Herzarbeit. Arch. f. exp. Path. u. Pharm. 51, 30. 1904.
3. E. Rohde und S. Ogawa: Gaswechsel und Tätigkeit des Herzens unter dem Einfluß von Giften und Nervenreizung. Arch. f. exp. Path. u. Pharm. 69, 200. 1912.
4. J. L. de Heer: De dynamica van het zoogdierenhart onder normale omstandigheden, bij aortastenose en na strophanthine. Acad. proefschr. Utrecht 1912. — Deutsch in Pflügers Arch. f. d. ges. Physiol. 148, 1. 1912.
5. Ch. Socin: Experimentelle Untersuchungen über akute Herzschwäche. Pflügers Arch. f. d. ges. Physiol. 160, 132. 1914.
6. P. W. Schram: De dynamica van het zoogdierenhart bij aorta insufficientie, Acad. proefschr. Utrecht 1915.
7. S. W. Patterson: The antagonistic action of carbon dioxide and adrenalin on the heart, Proc. of the roy. soc. London (B.) 88, 413. 1913.
8. A. H. M. J. G. Sluyters: De standaardisatie van digitalis, benevens een onderzoek aangaande een geschikt Nederlandsch digitalispraeparaat. Acad. proefschr. Utrecht 1920.
9. K. Hedbom: Über die Einwirkung verschiedener Stoffe auf das isolierte Säugetierherz. Zweite Abhandl. Skand. Arch. f. Physiol. 8, 169. 1898.
10. Braun und Mager: Sitz.-Ber. d. K. Acad. d. Wissensch. Wien. Bd. 108, cit. nach (52). 1899.
11. Cohn, Fraser and Jamieson: The influence of digitalis on the T-wave of the human electrocardiogram. Journ. of exp. med. 21, 593. 1915.
12. A. A. J. van Egmond: Over de werking van geneesmiddelen bij totaal en partieel hartblok. Acad. proefschr. Utrecht 1919. Deutsch in Pflügers Arch. f. d. ges. Physiol. 154, 39. 1913 u. 180, 149. 1920.
13. C. J. Rothberger und H. Winterberg: Über den Einfluß von Strophanthin auf die Reizbildungsfähigkeit der automatischen Zentren des Herzens. Pflügers Arch. f. d. ges. Physiol. 150, 217. 1913.
14. E. Edens: Die Digitalisbehandlung. Berlin 1916.
15. T. Lewis: The mechanism of the heart beat with especial reference to its clinical pathology. London 1911.
16. W. Straub: Über die Wirkung des Antiarins am ausgeschnittenen suspendierten Froschherzen. Arch. f. exp. Pathol. u. Pharmakol 45, 346. 1901.

17. S. DE BOER: Verschillende mededeelingen in de Kon. Acad. von Wetenschappen 1915—1920.
18. K. F. WENCKEBACH: Die unregelmäßige Herztätigkeit und ihre klinische Bedeutung. Leipzig 1914.
19. J. MACKENZIE: Diseases of the heart. London 1914.
20. G. C. ROBINSON and F. N. WILSON: A quantitative study of the effect of digitalis in the heart of the cat. Journ. of pharmacol. a. exp. therapeut. 10, 491. 1918.
21. S. A. LEVINE and D. T. CUNNINGHAM: The margin of safety of intravenous digitalis in cats. Arch. of internal med. 26, 293. 1920.
22. E. P. PICK und R. WAGNER: Vergleichende Studien über Herz- und Gefäßwirkung von Digitalispräparaten am Frosch. Zeitschr. f. d. ges. exp. Med. 12, 28. 1921.
23. D. I. MACHT: The action of nitrites and drugs of the digitalis group on the isolated coronary artery. Journ. of pharmacol. a. exp. therapeut. 5, 77. 1913—14.
24. R. HEIDENHAIN und L. LANDAU: Erneute Beobachtungen über den Einfluß des vasomotorischen Nervensystems auf den Kreislauf und die Körpertemperatur. Pflügers Arch. f. d. ges. Physiol. 5, 77. 1872.
25. T. LAUDER BRUNTON and F. W. TUNNICLIFFE: On the cause of the rise of blood-pressure produced by digitalis. Journ. of physiol. 20, 354. 1896.
26. C. TIGERSTEDT: Zur Kenntnis der Einwirkung von Digitalis und Strophanthus auf den Kreislauf. Skand. Arch. f. Physiol. 20, 115. 1908.
27. M. KASZTAN: Beiträge zur Kenntnis der Gefäßwirkung des Strophanthins. Arch. f. exp. Pathol. und Pharmakol. 63, 405. 1910.
28. C. FAHRENKAMP: Über die verschiedene Beeinflussung der Gefäßgebiete durch Digitoxin. Arch. f. exp. Pathol. u. Pharmakol. 65, 367. 1911.
29. R. JOSEPH: Untersuchungen über die Herz- und Gefäßwirkung kleiner Digitalisgaben bei intravenöser Injektion. Arch. f. exp. Pathol. u. Pharmakol. 73, 81. 1913.
30. C. W. GREENE and J. PEELER: The central action of digitalis as tested by the cardio-inhibitory center. Journ. of pharmacol. a. exp. therapeut. 7. 591. 1915.
31. A. FRAENKEL: Über Digitaliswirkung am gesunden Menschen. Münch. med. Wochenschr. 1537. 1905.
32. A. FRAENKEL und G. SCHWARTZ: Über Digitaliswirkung am gesunden und an kompensierten Herzkranken. Arch. f. exp. Pathol. u. Pharmakol. Suppl. 188. 1908.
33. G. PIETRKOWSKI: Einfluß experimenteller Vorhofdehnung auf den Tonus der Ventrikelmuskulatur. Arch. f. exp. Pathol. u. Pharmakol. 81, 37. 1917.
34. A. D. HIRSCHFELDER, J. BICEK, F. J. KUCERA and W. HANSON: The effect of high temperature upon the action and toxicity of digitalis. Journ. of pharmacol. a. exp. therapeut. 15, 427. 1920.
35. C. LUNDSGAARD: Studies of oxygen in the venous blood. Publ. fr. the Rockefeller Inst. 30, 527. 1917.
36. R. GOTTLIEB: Zur Theorie der Digitaliswirkung 31. dtsch. Kongr. f. inn. Med. 1914.
37. R. A. HATCHER and C. EGGLESTON: The emetic action of the digitalis body. Journ. of pharmacol. a. exp. therapeut. 4, 113. 1912.
38. R. GOTTLIEB und S. OGAWA: Über die Resorption von Digitoxin aus Digitalispräparaten und über ihre Beziehung zu Wirkung und Nebenwirkungen derselben. Münch. med. Wochenschr. 2265. 1912.
39. F. JOHANNESSOHN: Über das Verhalten der Strophanthine im Verdauungstractus. Arch. f. exp. Pathol. u. Pharmakol. 78, 83 und 92. 1914.
40. V. v. WEIZSÄCKER: Einige Beobachtungen über die Verteilung sowie die arbeitsteigernde Wirkung von Herzglykosiden. Arch. f. exp. Pathol. u. Pharmakol. 81, 247. 1917.

41. A. Sluyterman: Zur allgemeinen Pharmakologie digitalisartig wirkender
    Substanzen. Zeitschr. f. Biol. 57, 112. 1912.
42. A. Fraenkel: Über die kumulative Wirkung der Digitaliskörper. 20. dtsch.
    Kongr. f. inn. Med. 411. 1903.
43. R. Hatcher: The persistence of action of the digitalins. Arch. of internal
    med. Sept. 1912.
44. Manquat: Bull. de l'acad. de méd. Paris 85, 671. 1921.
45. R. Kobert: Über die Beeinflussung der peripheren Gefäße durch pharma-
    kologische Agenzien. Arch. f. exp. Pathol. u. Pharmakol. 22, 77. 1887.
46. D. Jonescu und O. Loewi: Über eine spezifische Nierenwirkung der Digitalis-
    körper. Arch. f. exp. Pathol. u. Pharmakol. 59, 71. 1908.
47. M. Miculicich: Über den Einfluß von Elektrolyten und Anelektrolyten auf die
    Permeabilität der roten Blutkörperchen. Zentralbl. f. Physiol. 523. 1910.
48. F. Meyer: Über die Wirkung verschiedener Arzneimittel auf die Coronar-
    gefäße des lebenden Tieres. Arch. f. Anat. u. Physiol. 222. 1912.
49. J. Bock: Untersuchungen über die Wirkung verschiedener Gifte auf das
    isolierte Säugetierherz. Arch. f. exp. Pathol. u. Pharmakol. 41, 158. 1898.
50. S. Ogawa: Über die Resorption wirksamer Bestandteile aus Digitalisblättern
    und Digitalispräparaten. Dtsch. Arch. f. klin. Med. 108, 554. 1912.
51. R. Gottlieb: Über die Aufnahme der Digitalissubstanzen in die Gewebe.
    Arch. f. exp. Pathol. u. Pharmakol. 82, I. 1918.
52. R. Gottlieb in H. H. Meyer und R. Gottlieb: Die experimentelle Pharma-
    kologie als Grundlage der Arzneibehandlung. Berlin 1921.
53. U. G. Bijlsma und M. J. Roessingh: Arch. f. exp. Pathol. u. Pharmakol. 94,
    235. 1922.
54. R. A. Hatcher and S. Weiss: The seat of the emetic action of the digitalis
    bodies. — Arch. of internal med. 29, 690. 1922.

IV. Die klinische Anwendung der Digitalis.

Indikationen für die Verordnung der Digitalis.

„Wer wollte wohl ohne Digitalis Arzt sein!" Ein geflügeltes Wort, das beweist, wie unentbehrlich uns dieses Medikament bei der Mehrzahl unserer Herzpatienten ist. Die hohen Erwartungen, die wir — oft mit Recht — in die Digitalis setzen, können aber zu großen Enttäuschungen führen, wenn wir erkennen müssen, wie in gewissen Fällen die Fingerhutpflanze — in welcher Dosis und wie lange man sie auch anwenden möge — den gestörten Kreislauf offenbar nicht bessern kann. Im folgenden soll versucht werden, die Vorbedingungen für eine günstige Digitaliswirkung und einzelne Kontraindikationen darzulegen.

Es ist allgemein bekannt, daß Menschen mit gesundem Herzen durch therapeutische Digitalisdosen nicht merklich beeinflußt werden (s. S. 64). Mit Rücksicht auf eine noch weit verbreitete, unrichtige Ansicht möge vorausgeschickt werden, daß sicher nicht nur fortgeschrittene Fälle von Herzinsuffizienz durch Digitalis gebessert werden. Auch bei nur drohender oder leichter Insuffizienz liegt eine Indikation vor. Dabei ist nicht zu fürchten, daß das Mittel hierdurch in späteren ernsteren Stadien seine Wirkung verliert. **Gewöhnung an Digitalis, Digitalismus, kommt nicht vor.**

Zwei Erscheinungen gestörter Herztätigkeit werden, wenn sie ohne andere Zeichen von Stauung auftreten, nach unserer Erfahrung oft verkannt.

Patienten, die über mangelhaften Appetit, Völlegefühl im Leib, manchmal auch über Schmerzen im rechten Hypochondrium, besonders nach etwas Anstrengung, klagen, werden, wenn Ödeme, Oligurie, Cyanose und Dyspnoe fehlen, nicht selten als Magenkranke behandelt. Sobald man aber die Aufmerksamkeit auf die Herzfunktion richtet, findet man, daß die Beschwerden sich durch die Stauung in der meist etwas druckempfindlichen geschwollenen Leber und in den anderen Bauchorganen erklären lassen.

Ebenso wird der hartnäckige Husten der Stauungsbronchitiker oft, besonders bei älteren Patienten, als eine banale chronische Entzündung der Bronchialschleimhaut aufgefaßt und als solche resultatlos behandelt.

Eine genaue Anamnese weist in derartigen Fällen den Weg. Beinahe stets stellt sich heraus, daß schon seit kürzerer oder längerer Zeit Kurzatmigkeit bei der geringsten physischen Anstrengung, von den Franzosen kurz und klar „dyspnée d'effort" genannt, bestanden hat.

Man muß MACKENZIE beipflichten, wenn er in seinen verschiedenen Abhandlungen über Herzkrankheiten immer wieder nachdrücklich die Bedeutung der Klagen des Patienten für die Diagnose betont, und zwar besonders bei leichteren Graden von Herzinsuffizienz. Das ärztliche Urteil wird oft zu sehr von den objektiven Herzsymptomen abhängig gemacht.

Wir können uns offenbar nur sehr mühsam von der Vorstellung befreien, daß ein krankes Herz in jedem Einzelfall grobe Abweichungen bei der Perkussion und Auscultation aufweisen muß. Die Wichtigkeit, die wir insbesondere den Geräuschen beimessen, entspricht sicher nicht immer der Bedeutung dieser Erscheinungen. Wie oft hört man nicht, besonders bei jugendlichen Personen, Geräusche am Herzen, ohne daß von einem organischen Fehler die Rede sein könnte. Mit dem höheren Alter nimmt ihre Bedeutung mehr und mehr zu und ihr Nachweis macht eine organische Veränderung immer wahrscheinlicher. Andrerseits kommen hohe Grade von Herzinsuffizienz ohne jedes Geräusch vor. Hierbei könnte man vielleicht Erweiterung der Kammern und infolgedessen relative Mitral- oder Tricuspidalinsuffizienzen mit entsprechenden systolischen Geräuschen erwarten. Die anatomische Untersuchung lehrt, daß dies keineswegs regelmäßig der Fall ist. Was die Perkussion anbelangt, so müssen wir außerdem berücksichtigen, daß diese Methode nur eine relative Genauigkeit besitzt.

Je mehr man seine Perkussion mittels Röntgenuntersuchung kontrolliert, um so mehr zeigt es sich, daß uns erstaunlich oft leichte, aber auch sogar erhebliche Vergrößerungen des Herzens beim Beklopfen entgehen. Wir gehen nicht so weit wie CABOT, der in seiner letzten Arbeit mitteilt, er sehe zur Zeit von der Perkussion des Herzens ganz ab. Immerhin wird man gut daran tun, diese Äußerung des bekanntesten der älteren amerikanischen Kliniker nicht zu unterschätzen.

Natürlich ändern diese Betrachtungen nichts an der Regel, daß oft Herzvergrößerung und ungenügende Leistung Hand in Hand gehen. Wir wollten nur hervorheben, daß es ein großer Fehler wäre, über die Diagnose „Insuffizienz" in unsern Überlegungen hinwegzugehen, wenn die physikalische Untersuchung keine Herzvergrößerung oder Abweichungen bei der Auscultation ergibt. Die Beschwerden des Patienten und die übrigen Erscheinungen (Cyanose, Dyspnoe, Ödeme usw.) sind, mit der nötigen Kritik verwertet, ausschlaggebend.

Allgemein gesagt ist die Veränderung, die der Herzinsuffizienz zugrunde liegt, von untergeordneter Bedeutung für die Wirksamkeit der Digitalistherapie, doch soll alsbald gezeigt werden, daß doch Unterschiede vorkommen.

Es ist bekannt, daß hypertrophische Herzen mit Dekompensationserscheinungen das günstigste Feld für die Anwendung der Digitalis abgeben. Dahin gehören zunächst die zahlreichen Herzen mit Klappenfehlern, doch sind die verschiedenen Klappenfehler hierbei nicht gleich zu bewerten. So weiß man schon seit beinahe 100 Jahren, daß die Resultate der Digitalisbehandlung bei der Aorteninsuffizienz schlecht sind.

Da die Digitalis die Eigenschaft hat, die Diastole, wie in dem pharmakologischen Kapitel auseinandergesetzt wurde, zu verlängern (Abb. 21—23), hat man wohl angenommen, daß die Digitalis bei der Aorteninsuffizienz die an den linken Ventrikel gestellten Anforderungen vergrößert und daher schadet. Bei diesem Klappenfehler strömt infolge des ungenügenden Schlusses der Aortenklappen während der Diastole immer wieder eine gewisse Blutmenge aus der Aorta in die Kammer zurück. Wird die diastolische Phase der Herztätigkeit verlängert, dann soll die Menge des zurückströmenden Blutes zunehmen und die diastolische Füllung der linken Kammer übermäßig zunehmen. Demgegenüber werden die dank der Digitalis kräftigeren Kontraktionen die systolische Entleerung der Kammern vollständig gestalten, so daß weniger Residualblut in den Ventrikeln zurückbleibt.

Die Erklärung der geringen Digitaliswirkung wird man eher darin suchen müssen, daß bei Mitralfehlern die zunehmende Überfüllung des kleinen Kreislaufs den Patienten Atemnot verursacht, die ohne weiteres automatisch zur Einschränkung der körperlichen Anstrengungen führt. Im Gegensatz hierzu sieht man, daß bei der Aorteninsuffizienz die hypertrophierende linke Kammer den defekten Klappenmechanismus lange Zeit kompensieren kann. Ist aber einmal Dekompensation aufgetreten, dann hat gewöhnlich der Klappenfehler schon einen solchen Grad erreicht, — Sahli nennt es essentielle Stauung — daß eine nennenswerte Besserung ausgeschlossen ist. Das hindert nicht, daß man doch zweifellos auch bei der Aorteninsuffizienz Digitalis anwenden und höchstens zu starke Pulsverlangsamungen vermeiden soll, um einer zu großen diastolischen Füllung der Kammer vorzubeugen.

Auch bei der Mitralstenose sind Bedenken gegen die Verwendung von Digitalis geäußert worden, die uns aber eher theoretisch konstruiert als sachlich berechtigt erscheinen.

Bei einer Verstärkung der Arbeit des rechten Ventrikels soll zu viel Blut in den kleinen Kreislauf getrieben werden und infolge der Verengung des linken Ostium atrioventriculare eine gefährliche Hyperämie der Lungen entstehen. Die Erfahrung lehrt, daß dies nur bei den höchsten Graden von Stenose vorkommt und bei derartigen Fällen wurde von manchen Klinikern tatsächlich beobachtet, daß nach Digitalis die Stauung im kleinen Kreislauf nicht nachließ. Es gilt dies aber nur für einzelne Fälle. Man sollte demgegenüber sich an den Verlauf der charakteristischsten Fälle erinnern: wie nach einigen Digitalistagen das Krankheitsbild ein ganz anderes wurde; wie Dyspnoe, Cyanose und Ödeme wie mit mit einem Schlag verschwanden und einem verhältnismäßigen Wohlbefinden Platz machten. Wir möchten demnach bei diesem Klappenfehler trotz der geäußerten Einwände den weitgehendsten Gebrauch der Digitalis empfehlen.

Einige Autoren glauben bei der Tricuspidalinsuffizienz, besonders wenn sie als Folge einer Endokarditis aufgetreten ist, von Digitalis Mißerfolge gesehen zu haben. Handelt es sich um Patienten ohne Ödeme, mit großer harter Leber, d. h. um ein Krankheitsbild, das man gerade oft bei unvollkommenem Schluß der Tricuspidalklappen findet, so muß die ungenügende Digitaliswirkung sicherlich großen Teils der infolge der portalen Stauung langsamen, vielleicht auch unvollständigen Resorption des Mittels aus dem Darmkanal zugeschrieben werden. Hier sind dann intravenöse Strophanthin- oder Ouabaininjektionen, sofern sie unter Beobachtung der nötigen Vorsichtsmaßregeln ausgeführt werden, oft noch von Erfolg (s. S. 115).

Inwiefern die organische Tricuspidalinsuffizienz als solche ungünstige Bedingungen für die Digitaliswirkung bietet — eigene derartige Erfahrungen fehlen uns — ist aus den kurzen, einander oft widersprechenden Angaben der Literatur, die wir daher hier nicht zitieren wollen, nicht mit Sicherheit zu schließen. Da einige Kliniker mit der Möglichkeit der Verschlimmerung rechnen, sei man jedenfalls vorsichtig.

Bei der sekundären Tricuspidalinsuffizienz infolge Dilatation der rechten Kammer bei anderen Klappenfehlern halten wir Warnungen vor dem Gebrauch der Digitalis für unangebracht. Die Möglichkeit langsamer Resorption infolge von Leberstauung besteht aber natürlich auch hier.

Bei Patienten mit Insuffizienzerscheinungen auf Grund von A r t e r i o s k l e r o s e bestand eine Zeitlang Scheu vor der Anwendung des Fingerhuts. Diese Furcht beruhte auf Ergebnissen der damaligen Pharmakologie, nach denen Digitalis den Blutdruck erhöhen sollte. Einerseits fürchtete man, diese Blutdrucksteigerung möchte die Gefahr der Ruptur krankhaft veränderter Gefäße steigern und so zu Apoplexien führen. Andererseits hielt man die Hypertonie für eine bedenkliche Folge der Arteriosklerose, die keinesfalls verschlimmert werden dürfe. Die zahlreichen Erfahrungen der Blutdruckmessung haben uns eines Besseren belehrt. Es hat sich ergeben, daß die Arteriosklerose durchaus nicht regelmäßig von Blutdrucksteigerung begleitet ist.

Auf der anderen Seite nehmen manche Kliniker an, daß der hohe Blutdruck es dem Körper ermöglicht, die Zirkulation aufrecht zu erhalten. Sie betrachten demnach die Hypertension als eine kompensatorische Erscheinung.

Schließlich ist von der gefürchteten Blutdruckerhöhung, die man als Folge der Digitalisbehandlung erwartete, bei genauer Untersuchung im Laboratorium und in der Klinik wenig übrig geblieben. Viele Patienten erfahren zweifellos nach mehrtägigem Digitalisgebrauch im ganzen keine Veränderung des Blutdrucks, ebensowenig wie dies bei normalen Menschen nach therapeutischen Dosen der Fall ist (s. S. 62).

Ist aber infolge ungenügender Herzarbeit der Blutdruck gesunken, dann sieht man ihn oft nach Besserung des Blutumlaufs auf seine ursprüngliche Höhe steigen. Merkwürdig ist, daß der krankhaft erhöhte Blutdruck zuweilen nach Digitalis absinkt. Es ist das der Fall bei Patienten, bei denen man neben den deutlichsten Erscheinungen der Herzinsuffizienz wider Erwarten hohen Blutdruck findet. POTAIN spricht hierbei von „hypertension asystolique", SAHLI von „Hochdruckstauung".

Das Experiment hat uns die Erklärung dieser auf den ersten Blick paradoxen Blutdruckerhöhung gebracht. Es zeigte uns, daß bei Asphyxie die kleinen Gefäße sich kontrahieren und so eine Blutdrucksteigerung hervorbringen. Bei der Hochdruckstauung denkt man an einen derartigen Mechanismus; infolge der Stauung sind außerdem die Capillaren überfüllt, während zudem noch der Druck der Ödeme dem Abfluß des Blutes im Wege steht. Aber auch ohne Wasseransammlungen im Unterhautzellgewebe scheint die Hochdruckstauung vorzukommen.

Sowohl bei der Herzinsuffizienz der chronischen Nephritiker als bei Arteriosklerose, essentieller Hypertonie und Klappenfehlern findet man diese scheinbar paradoxe Blutdruckerhöhung häufig. Wird dank der Digitalis die Zirkulation gebessert, so daß venöse Stauung und Asphyxie schwinden, so sinkt der Blutdruck. Den stärksten Abfall zeigt hierbei der diastolische Blutdruck.

Dieser diastolische Blutdruck ist für das Herz von großer Bedeutung. Um die Aortenklappen zu öffnen, muß der Druck in der Aorta jedesmal am Ende der Diastole (oder richtiger am Ende der Anspannungsperiode) durch die Kammerkontraktion überwunden werden. Ist er hoch, so steigt die an den Ventrikel gestellte Anforderung dementsprechend. Demnach erleichtert eine Herabsetzung des diastolischen Blutdrucks durch Digitalis die Herzarbeit merklich. Das im allgemeinen weniger erhebliche Sinken des systolischen Drucks ist von geringerer Bedeutung.

Das hier für die Arteriosklerose Auseinandergesetzte gilt demgemäß auch für die Herzinsuffizienz bei dem Krankheitsbild der essentiellen Hypertonie. Es ist hier nicht am Platz, näher auf diesen vielumstrittenen Symptomenkomplex einzugehen und die Frage zu erörtern, ob wir hier mit der Mehrzahl der heutigen Forscher ein selbständiges Leiden vor uns sehen oder ob sich dahinter stets eine Nierensklerose verbirgt. Es handelt sich für uns hier nur darum, daß bei den meisten derartigen Patienten das Herz den gestellten Anforderungen nicht mehr nachkommen kann.

Dasselbe gilt für die chronische Nephritis und für die Schrumpfniere. Besonders bei der Prognose der letzteren steht das Herz ganz im Mittelpunkt unseres Interesses. Man trifft nicht nur auf die bekannten Symptome der Herzinsuffizienz, sondern zweifellos wird auch der Ausbruch der Urämie dadurch gefördert, daß das Herz keine genügende Nierendurchblutung mehr zu bewirken vermag. Mit Recht weist u. a. Volhard in letzter Zeit darauf hin, daß in der Therapie der Urämie der Digitalis eine wichtige Rolle zukommt.

Solange wir bei diesen verschiedenen Indikationen den Einfluß der Digitalis auf den Blutdruck fürchten mußten, war ein großes Gebiet therapeutischer Möglichkeiten damit verschlossen. Zum Glück haben wir diese Scheu abgelegt; entsprechend der Regel, daß die Digitalis im allgemeinen die Tendenz hat, den Blutdruck auf die Höhe zurückzubringen, die er vor dem Auftreten der Herzinsuffizienz hatte, können und müssen wir mit der nötigen Kritik einen umfangreichen Gebrauch von ihr machen.

Man begegnet häufig der Ansicht, daß Digitalis wenig hilft, wenn der rechte Ventrikel seiner Aufgabe nicht mehr gewachsen ist. Die Berechtigung dieser Behauptnng ist, wie vieles in der Therapie, schwer richtig einzuschätzen.

In Frage kommen hier besonders chronische Pneumonien, chronische fibröse Formen der Lungentuberkulose mit starker Bindegewebswucherung, außerdem das Lungenemphysem, die chronische Pleuritis mit ausgedehnter Schwartenbildung und Kyphoskoliose. In all diesen Fällen ist der Widerstand im kleinen Kreislauf erhöht. Bei diesen Zuständen darf man bei der Beurteilung der Digitaliswirkung aber eines nicht aus dem Auge verlieren: an den Stauungserscheinungen ist nicht allein die Insuffizienz des rechten Ventrikels schuld, die wir so oft während der letzten Lebensjahre dieser Patienten auftreten sehen. WENCKEBACH und andere haben auf die große Bedeutung der Atembewegungen auf den Blutumlauf nachdrücklich hingewiesen; diese Funktion des Respirationsapparates ist bei den verschiedenen aufgeführten Leiden zweifellos erheblich beschränkt. Es ist daher nicht verwunderlich, wenn Digitalis nicht immer zum erwarteten Erfolg führt.

Außerdem kann man vom Fingerhut nicht verlangen, daß er die infolge mangelhafter Atembewegungen oder infolge Verkleinerung der Atmungsfläche der Lungen ungenügende Sauerstoffaufnahme wiederherstellt. Haben wir einen Emphysematiker mit tiefstehenden, unbeweglichen Lungengrenzen, mit abgeschwächtem Atemgeräusch und verlängertem Exspirium, vielleicht auch den Symptomen einer trockenen Bronchitis vor uns, dann ist der Zustand der Atmungsorgane bereits derart, daß auch bei der allergünstigsten Herzarbeit keine ausreichende Oxygenisierung mehr stattfinden kann. Es gibt aber Patienten mit leichten Emphysemerscheinungen, deren Dyspnoe und Cyanose in keinem Verhältnis zum Lungenbefund steht. In solchen Fällen muß man die Möglichkeit der Herzinsuffizienz berücksichtigen. Diese wird aber oft unter den Beschwerden dieser Patienten übersehen. Man führt die Dyspnoe und Cyanose auf die Lungenveränderungen zurück, ohne an den Motor der Blutbewegung zu denken, dessen Rolle beim Zustandekommen der verschiedenen Erscheinungen bei derartigen Patienten übrigens nicht leicht abzuschätzen ist: die Herzvergrößerung entgeht uns bei der Perkussion häufig, die Leberschwellung ist nicht oder nur schwierig zu palpieren und die übrigen Erscheinungen können verschieden gedeutet werden. Unsere Erfahrung und die vieler anderer hat gelehrt, daß hier häufig mit chronischer, periodischer Digitalisverordnung gute Ergebnisse zu erzielen sind.

Auf keinem Gebiet wurde die Digitaliswirkung abweichender beurteilt, als auf dem der Infektionskrankheiten. Wird der Puls bei derartigen Patienten schnell und klein, tritt Dyspnoe und Cyanose auf, dann wird gewöhnlich Digitalis verschrieben. Es wird jedoch so häufig jede Wirkung vermißt, daß viele Autoren zu der Anschauung gekommen sind, daß Digitalis hier gar nichts nützt. Man kann sogar, besonders in der französischen Literatur, der

Ansicht begegnen, daß Digitalis beim Typhus·abdominalis durch zu
starke Reizung des Herzens ungünstig wirkt und die Herzschwäche
verschlimmert; ein Urteil, dem von anderer Seite energisch wider-
sprochen wurde. Bei der Beurteilung dieser Auffassung darf man
nicht vergessen, daß in solchen Fällen ein Teil der Kreislauf-
schwäche der zentralen Vasomotorenparese zugeschrieben werden
muß, gegen welche Digitalis wenig oder nichts vermag und bei der
andere Mittel, wie Coffein, Strychnin und Campher angezeigt sind.
Es muß zugegeben werden, daß Digitalis den auf Sinustachykardie
beruhenden schnellen regelmäßigen Puls sehr wenig beeinflußt. Wir
stellen immer wieder fest, daß weder die Tachykardie bei akuten
Infektionskrankheiten, noch die bei Tuberkulose, noch die bei Morbus
Basedowi irgend nennenswert durch Digitalis beeinflußt wird. Auch
hier sehen wir wieder die empirische Regel bestätigt, daß ein
insuffizientes, nichthypertrophisches Herz bedeutend weniger durch
Digitalis beeinflußt wird, als das dekompensierte hypertrophische
Organ. Man darf aber nicht vergessen, daß in derartigen Fällen
oft toxische Einflüsse (bakterielle Gifte usw.) der Digitalis entgegen-
wirken. Möglicherweise muß man einen Teil der Mißerfolge mit
Digitalis bei Infektionskrankheiten auf noch andere Faktoren zurück-
führen.

Es ist bekannt, daß solche Patienten zuweilen erheblich höhere
Dosen vertragen können als normale Personen, ehe Intoxikationserscheinungen auftreten. PETRESCU ging sogar so weit, daß er Pneu-
monikern täglich 6—8 g Digitalispulver gab. Selbst wenn er vielleicht ein minderwertiges Präparat verwandte, muß doch wohl angenommen werden, daß die Digitalis sich im Körper dieser Kranken
abnorm verhält. Auch im Tierexperiment wurde gefunden, daß nach
vorausgegangener Chloralhydratvergiftung viel größere Digitalisdosen
zur Erzielung eines therapeutischen Effektes erforderlich sind (s. S. 66).

Aus alledem ergibt sich, daß die Verwendung der Digitalis bei
Infektionskrankheiten keine sichere Grundlage hat. Trotzdem greifen
die meisten Ärzte, sobald der Kreislauf einen bedenklichen Eindruck
macht, nach dem Mittel, eigentlich nur, weil wir, mit Ausnahme der
schon genannten, nur wenige andere Medikamente besitzen, die hier
helfen können.

Die Wirkung der letzteren ist immerhin nicht so, daß wir uns
auf sie verlassen könnten, und da schädliche Folgen der Digitalisbehandlung nicht oder kaum vorkommen, soll man unbedenklich den
Fingerhut anwenden. Wir müssen dabei aber uns dessen wohl be-
wußt sein, daß wir unsere Erwartungen sehr niedrig einstellen
müssen, wie uns die Grippeepidemie der letzten Jahre wieder einmal
deutlich gezeigt hat. Ebenso liegen die Dinge bezüglich der Digitaliswirkung bei der croupösen Pneumonie. Ursprünglich als Anti-
pyreticum empfohlen, wurde die Digitalis später durchweg als Kardio-

tonicum angewandt. So ist die Tradition der besonders früher allgemein gebräuchlichen Digitalisverordnung bei Pneumonie entstanden. Anfänglich war es dabei, besonders in Frankreich, üblich, mit einer großen Dosis zu beginnen, die gegebenenfalls nach einigen Tagen wiederholt wurde. Später ist man im allgemeinen vorsichtiger geworden und hat sich an die übliche Dosierung gehalten. Die Beurteilung dieser Methode ist recht schwierig.

Selbstverständlich ist bei Personen mit einem schon zuvor kranken Herzen, also besonders älteren Personen, ein günstiger Einfluß möglich. Die Annahme, daß Digitalis einem schweren Verlauf vorbeugt, läßt sich aber nicht beweisen. Auch an andere besondere Wirkungen der Digitalis bei Pneumonie hat man gedacht, um die allgemeine Anwendung des Mittels bei dieser Erkrankung zu verteidigen. So hat man vermutet, die Digitalis habe gegenüber dem Pneumococcengift eine antitoxische Wirkung, oder sie führe durch Erweiterung der Lungengefäße zu einer heilsamen Hyperämie; Vermutungen, die unbewiesen geblieben sind.

Daß tatsächlich das Herz der Pneumoniker durch Digitalis beeinflußt wird, ist auf objektive Weise durch die Arbeit von COHN und JAMIESON nachgewiesen worden, die zeigten, daß an der T-Zacke und dem P-R.-Intervall des Elektrokardiogramms in der Mehrzahl der Fälle (97,2 %) Veränderungen auftraten (Verkleinerung, Umkehr der T-Zacke, Verlängerung der Leitungszeit), wie sie uns bei Digitaliswirkung am menschlichen Herzen bekannt sind. Bei den nicht mit Fingerhut behandelten Fällen waren in 88 % keine Veränderungen des Elektrokardiogramms zu erkennen (s. S. 51, Abb. 9). Schließlich kann auch hier nur die Erfahrung am Krankenbett über den Nutzen der Digitalistherapie entscheiden: bei therapeutischen Dosen kann jedenfalls kein Einfluß auf Dauer und Fieberverlauf erwartet werden. Die Zirkulation wird nach dem klinischen Eindruck — von mehr kann eigentlich nicht die Rede sein — beim Auftreten eines beschleunigten und (oder) unregelmäßigen Herzschlages durch Digitalis im günstigen Sinne beeinflußt. Für Patienten mit einem nicht mehr vollwertigen Herzen kann noch hinzugefügt werden, daß die Gepflogenheit, schon vor dem Auftreten dieser Symptome mit der Digitalisverordnung zu beginnnen, zu Recht besteht.

Ebensowenig wie die anderen febrilen Sinus-Tachykardien läßt sich die bei der Tuberkulose durch Digitalis günstig beeinflussen. Weder nach langdauernder Verabreichung kleiner Dosen, noch nach kurzem Gebrauch großer Mengen sieht man Veränderungen der Schlagfrequenz auftreten. Nur wenn infolge der Lungenschrumpfung der Widerstand im kleinen Kreislauf erhöht ist, ist, wie bereits besprochen, einiger Erfolg zu erwarten.

Eine besondere Indikation bildet noch die Hämoptoe. Man begegnet der Auffassung, daß hier oft ein bestimmter Stauungsgrad besonders in alten, fortgeschrittenen Fällen von Lungentuberkulose zugrunde liegen soll. Die Verlangsamung der Zirkulation soll dann das Austreten des Blutes fördern. Dunkelrote Farbe des Sputums soll das Erkennen dieses Zustandes ermöglichen, was jedoch von vielen angezweifelt wird. Da aber immerhin viele Ärzte über gute Erfolge mit Digitalis berichtet haben — eigene sichere Erfahrung fehlt uns hier — und wir oft der Hämoptoe so machtlos gegenüber stehen, ist ein Versuch mit diesem Mittel gestattet. Völlig ungünstig lautet das Urteil über Digitalis bei Morbus Basedowi. Nicht nur bleibt die Pulsfrequenz unverändert; viele Autoren, unter andern Kocher, meinen sogar, daß in diesen Fällen das Medikament mehr schadet als nützt und daß der Puls klein und unregelmäßig werden kann.

Wir kennen einen Fall, der dieser Auffassung entspricht. Er betraf eine Dame, die infolge eines langdauernden Basedow ernstliche Symptome von Herzinsuffizienz aufwies. Die Anwendung der Digitalis lag hier nahe, da Dyspnoe, Cyanose und Ödeme in hohem Maße vorhanden waren. Der Zustand wurde aber nach Digitalis deutlich schlechter. Die Insuffizienzerscheinungen nahmen zu, während die Patientin über Schmerzen in der Herzgegend und Palpitationen zu klagen begann, so daß sofortige Einstellung der Verordnung angezeigt war.

Schließlich bleibt zu erörtern, was man mit Digitalis bei Angina pectoris und bei Herzneurosen erreichen kann.

In reinen Fällen von Angina pectoris ohne Erscheinungen von Herzmuskelinsuffizienz kann die Antwort nur ablehnend lauten und man muß die andern hierbei gebräuchlichen Mittel anwenden. Anders natürlich, wenn eine leichte Dekompensation vorzuliegen scheint. Hochgradig wird sie selten sein, denn es ist bekannt, daß die Anfälle von Angina pectoris gerade häufig verschwinden, wenn Ödeme auftreten. Besteht aber doch Anlaß dazu, eine Insuffizienz anzunehmen, so ist Digitalis trotz der Angina pectoris angezeigt. Daß letztere infolge von Digitalis sich verschlimmern könnte, scheint uns durch die Mitteilungen hierüber in der Literatur nicht mit genügender Sicherheit bewiesen. Bei den Herzneurosen liegt es in der Natur der Sache, daß wir von Digitalis nichts zu erwarten haben. Aus eigener Erfahrung kennen wir sogar verschiedene Fälle, wo nach Gebrauch des Mittels über Kopfschmerz und Herzklopfen geklagt wurde. Wir glauben hier von der Anwendung absehen zu müssen. Die Schwierigkeit der Differentialdiagnose zwischen Neurose und organischen Leiden wird aber sicherlich oft die Entscheidung über die Therapie schwierig gestalten.

Nach Besprechung der Digitalisanwendung bei den verschiedenen Krankheiten folge nun eine Behandlung derselben Fragestellung für die verschiedenen Typen der Pulsunregelmäßigkeiten. Man könnte dem entgegenhalten, daß diese sich nicht von den bisher aufgezählten krankhaften Abweichungen trennen lassen, sondern ganz darin aufgehen. Tatsächlich ist das der Fall. Die Erfahrung hat aber gelehrt, daß beispielsweise ein Patient mit Tachysystolie der Vorhöfe auf besondere Art auf Arzneimittel reagiert, gleichgültig ob diese Anfälle großer Herzbeschleunigung bei einem Fall von Aorteninsuffizienz auftreten oder bei arteriosklerotischer Myodegeneratio cordis.

Die Erforschung der Digitalistherapie ist zur Zeit noch nicht so weit gediehen, als daß eine Zusammenfassung dieser beiden Gruppen von Indikationen schon erfolgen könnte. Obwohl es dem Wesen der Sache nicht entspricht, ist doch eine gesonderte Besprechung erforderlich, und es muß daher jetzt die Reaktion der verschiedenen Arhythmien auf Digitalis besprochen werden.

Der starke Ausbau der graphischen Untersuchungsmethoden in den letzten Jahren, fußend auf den bahnbrechenden Arbeiten Einthovens, Lewis', Mackenzies, Wenckebachs u. a., hat unsere Kenntnis des Mechanismus der Herztätigkeit wesentlich vertieft. Aus dieser Bereicherung unseres Wissens haben auch unsere Behandlungsmethoden Nutzen gezogen, so daß genauere Indikationen möglich wurden. Ein großer Gewinn ist es, daß wir nicht mehr jede Unregelmäßigkeit als Folge einer ernsten Myokardveränderung betrachten und daher auch nicht in allen Fällen Einschränkungen in den Lebensgewohnheiten und ärztliche Behandlung des Patienten verlangen. Auch wissen wir jetzt, daß ein unregelmäßiger Puls mit Symptomen schwerer Zirkulationsschwäche einhergehen kann, die uns für die Reservekraft des Herzens das Schlimmste befürchten lassen, während nach Beseitigung der Irregularität die Stauungserscheinungen binnen kurzem verschwinden und der Herzmuskel noch zu großer Anstrengung fähig sein kann. Besonders Wenckebach weist darauf hin, daß in diesen Fällen im wesentlichen die unregelmäßige Herztätigkeit ungünstige Bedingungen für die Zirkulation schafft, während der Herzmuskel über, wenn nicht normale, so doch ausreichende Kraft verfügt. Endlich ist uns jetzt verständlich geworden, warum bei demselben Herzfehler im einen Fall Digitalis mehr Erfolg hat als in einem andern mit abweichendem Pulstypus.

Damit soll keineswegs gesagt werden, daß das den alten Klinikern unbekannt war. Ihrem scharfen Blick sind die meisten dieser Tatsachen sicher nicht entgangen. Die moderne Pulsanalyse hat uns aber eine tiefergehende und systematischere Beurteilung ermöglicht.

Edens verdienstvolle Monographie „Die Digitalisbehandlung" (1916), der erste Versuch, die Digitalisbehandlung ganz von diesem Gesichtspunkt aus zu betrachten, ist der Beweis, daß die graphische Methode für unsere Kenntnis der Therapie der Herzkrankheiten nicht fruchtlos geblieben ist.

Es läßt sich daher nicht vermeiden, hier den Einfluß der Digitalis auf die verschiedenen Formen der Herzunregelmäßigkeit kurz darzulegen. Aus mehreren Gründen ist hier nur ein kurzer Abriß möglich. Einmal sind auf diesem Gebiet unsere Kenntnisse noch vielfach so weit zurück, daß ein abschließendes Urteil noch nicht gerechtfertigt ist. Ferner sind verschiedene Typen der Irregularität nur durch umständliche graphische Untersuchungen zu erkennen und daher für den praktischen Arzt nicht von Interesse. Endlich müßte eine ausführliche Behandlung dieser Fragen mehr auf eine allgemeine Abhandlung über den Mechanismus der Herzunregelmäßigkeiten hinauskommen, was hier natürlich keineswegs beabsichtigt ist und wofür auf die trefflichen Bücher von WENCKEBACH, MACKENZIE, LEWIS, VAQUEZ, EDENS u. a. verwiesen werden kann.

Es sollen daher hier die häufigst vorkommenden Arhythmieformen, die gewöhnlich auch ohne Instrumente erkannt werden können, besprochen werden.

Hierbei mögen die Sinusarhythmien außer acht bleiben; sie reagieren nicht auf Digitalis, sondern nehmen eher danach zu.

A. Extrasystolie.

Die regelmäßige Folge der Herzschläge wird hierbei durch eine vorzeitige Kontraktion der Kammer oder des Vorhofs und der Kammer, der eine Pause folgt, unterbrochen. Da diese vorzeitige Kontraktion gewöhnlich nur eine geringe Blutmenge aus der Kammer auswirft, so gibt sie an der Radialis oft keinen deutlichen Ausschlag, so daß man dort nur den Ausfall eines Pulses wahrnimmt.

Der darauffolgende Puls ergibt dann einen großen Ausschlag. Es ist bekannt, daß diese Unregelmäßigkeit in hohem Maße vom Nervensystem abhängt und durch Reflexwirkung von verschiedenen Organen her ausgelöst werden kann.

Andererseits müssen die vorzeitigen Kontraktionen zweifellos oft als Folge einer Veränderung des Herzmuskels selbst betrachtet werden. Die Unterscheidung dieser beiden Formen ist vorläufig nicht möglich. Man glaubt wohl, daß die „nervöse" Extrasystolie vom Patienten empfunden wird, wobei die lange Pause, gefolgt von der abnorm heftigen Kontraktion unangenehme Sensationen hervorruft, während dies bei den „organischen" Extrasystolen (diese Terminologie ist natürlich nicht ganz richtig) nicht oder jedenfalls viel seltener der Fall sein soll. Allzuviel soll man auf diese Regel nicht geben.

Leichte Extrasystolie kann jahrelang unbemerkt bleiben. Bei großer Häufigkeit der vorzeitigen Schläge kann aber der Herzmechanismus ernstlich beeinträchtigt werden. Da die Extrasystolie von Myokardveränderungen herrühren kann, finden wir selbstverständlich oft Insuffizienzerscheinungen mit mehr oder minder starker Extrasystolie verbunden. Hier ist Digitalis sicher indiziert.

Bei leichter Extrasystolie ohne Herzinsuffizienz kann der Erfolg der Digitalis sehr verschieden sein. WENCKEBACH berichtet über mehrere günstige Resultate bei langdauernder Verabfolgung kleiner Dosen; oft aber bleibt jegliche Wirkung aus. Ein vorsichtiger Versuch ist jedenfalls statthaft. Die bekannte Eigenschaft des Fingerhuts, Extrasystolen als Intoxikationserscheinung (Bigeminie, Polygeminie) hervorzurufen, erfordert dabei seitens des behandelnden Arztes große Vorsicht. Die Wirkung läßt sich vorher nicht übersehen.

Weder das Lebensalter des Patienten, noch die Dosis des Medikaments, noch die Dauer seiner Anwendung, noch der Effekt des Vagusdruckversuchs lassen den Erfolg voraussehen. Offenbar sind hier noch zahlreiche uns unbekannte Faktoren im Spiel.

Auch der Ausgangspunkt der Extrasystolen (Sinus, Vorhof oder Kammer), der selbstverständlich nur mit graphischen Methoden erkannt werden kann, scheint hierbei nicht ausschlaggebend zu sein (EDENS).

B. Tachysystolie der Vorhöfe.

Bekanntlich versteht man hierunter schnelle, regelmäßige Vorhofskontraktionen (250—400 p. Min.), denen die Kammer nicht folgen kann, so daß ihre Frequenz $^1/_2$, $^1/_3$, $^1/_4$ oder weniger von der der Vorhöfe beträgt. Zuweilen ist auch die Ventrikelarbeit infolge von Ungleichmäßigkeit der Reizleitung im Hisschen Bündel oder infolge von Extrasystolen unregelmäßig. Mit Hilfe des Elektrokardiographen ziemlich leicht festzustellen, kann man sie bei der üblichen Untersuchung nur vermuten, wenn man bei einem Patienten eine hartnäckig anhaltende Tachykardie antrifft, für die im übrigen eine deutliche Ursache (Hyperthyreoidismus, Fieber, Tuberkulose usw.) fehlt.

Digitalis ist hier oft von gutem Erfolg. Durch Verlangsamung der Reizleitung im Hisschen Bündel können die Kammerkontraktionen langsamer und vollständiger werden, so daß die Zirkulation sich bessert. Besonders LEWIS und andere englische Autoren haben berichtet, daß nach großen Digitalisdosen, die bis zu Intoxikationserscheinungen führen können und dürfen, die Tachysystolie der Vorhöfe („auricular flutter") in Flimmern (wovon alsbald die Rede sein soll) übergehen kann, wonach zuweilen beim plötzlichen Aussetzen des Mittels der normale Herzrhythmus zurückkehren kann.

In den folgenden Elektrokardiogrammen ist die langsamere Kammertätigkeit nach Digitalis gut erkennbar.

G., Steinhauer, 42 J.

Wegen Herzklopfen und Beklemmung nach Anstrengungen in die Klinik aufgenommen. Die Beschwerden bestehen seit 4 Monaten seit einem Anfall von spanischer Grippe.

Das Herz des G. ist etwas nach links vergrößert. Bei der Röntgendurchleuchtung scheinen besonders die Vorhöfe erweitert.

Im Elektrokardiogramm kommen etwa 3 P-Zacken auf 1 R-Zacke; letztere folgen einander nicht in regelmäßigen Abständen, die P-R-Intervalle sind ungleich.

Nach 4,5 g Pulvis fol. digitalis innerhalb 9 Tagen werden die Ventrikelkontraktionen langsam und unregelmäßiger, die Tachysystolie der Vorhöfe bleibt unverändert. Wenig Besserung der subjektiven Erscheinungen.

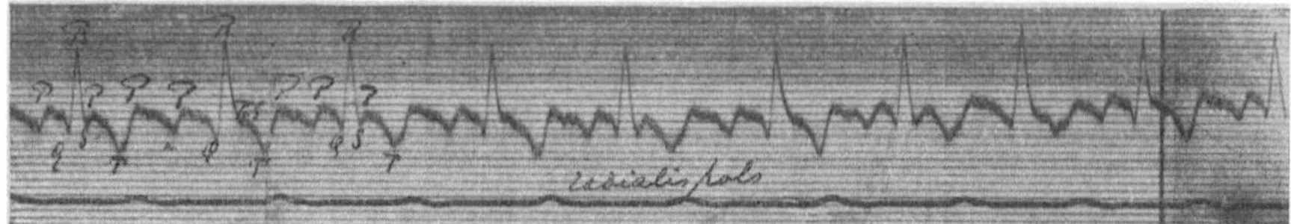

Abb. 27. Elektrokardiogramm (Abl. 111) vor Digitalis.

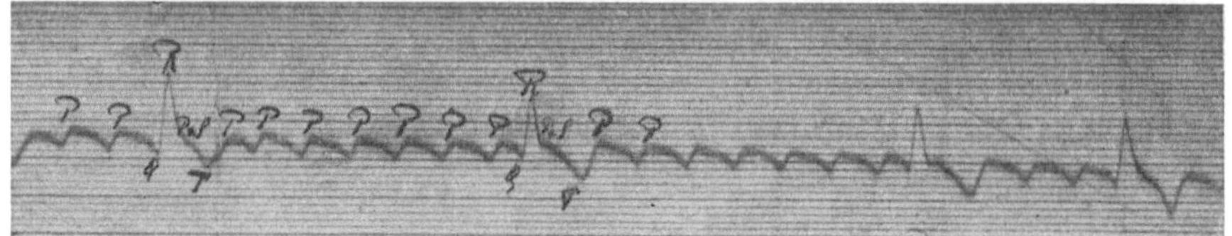

Abb. 28. Dasselbe nach Digitalis.

C. Vorhofsflimmern.

Von alters her das klassische Gebiet der Digitalisbehandlung. Wo man einen beschleunigten, unregelmäßigen und inäqualen Puls (Arhythmia perpetua, Pulsus irregularis perpetuus, Delirium cordis) neben Erscheinungen der Herzinsuffizienz findet, kann Digitalis in einigen Tagen das Bild völlig verändern. Die Dyspnoe läßt nach, die Cyanose verschwindet, die Ödeme nehmen ab, die Diurese wird überschießend, der Puls deutlich verlangsamt.

Seit etwa 12 Jahren wissen wir, daß diese andauernde, regellose Arhythmie vom Flimmern der Vorhöfe herrührt, wobei diese sehr zahlreiche und unregelmäßige kleine Kontraktionen ausführen. Hier und da werden durch das Hıssche Bündel Reize zum Ventrikel geleitet. Die wesentlichste Wirkung der Digitalis ist nun, diese Reizleitung zu verzögern, so daß die Kammer sich weniger häufig kontrahiert und Zeit zum Ausruhen bekommt. Hierdurch können Systole und Diastole vollständiger werden. Das Reizleitungssystem wird in diesen Fällen offenbar sehr empfindlich gegenüber dem hemmenden Einfluß der Digitalis; denn selbst kleine Dosen verursachen oft eine deutliche Pulsverlangsamung. Das Vorhofsflimmern besteht unverändert fort, doch sind auch einige Fälle beschrieben, wo unter dem Einfluß der Digitalis die Vorhofskontraktionen regelmäßig wurden.

Gewöhnlich kann man erreichen, daß die Kammerfrequenz bis auf 60 p. M. absinkt, ohne daß die später zu besprechenden Vergiftungserscheinungen auftreten. Es ist wünschenswert, durch zweckentsprechende Digitalisverordnung diese Frequenz aufrecht zu erhalten. Bei der Erörterung der Digitalisdosierung soll hierauf noch zurückgekommen werden.

Hier und da kommt die Arhythmia perpetua auch ohne vorherige Digitalisanwendung mit langsamer Kammerfrequenz vor. In diesen

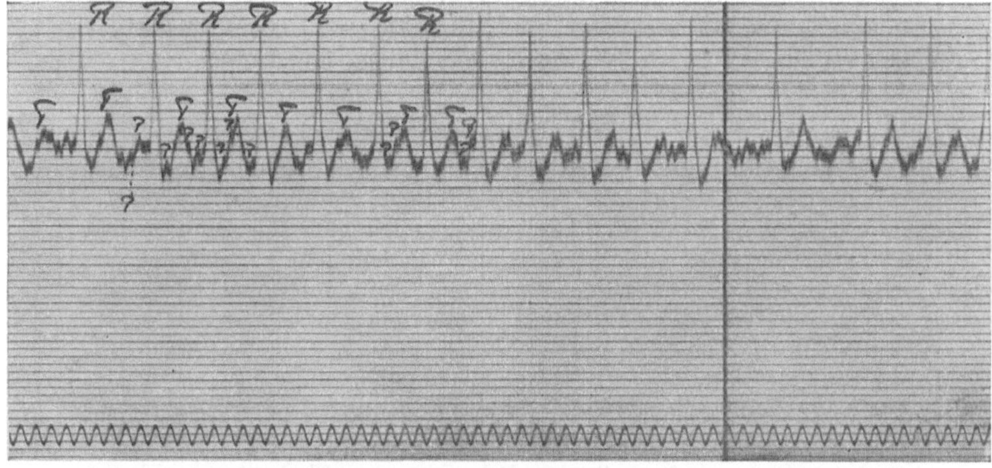

Abb. 29. Elektrokardiogramm Abl. II. Vorhofsflimmern vor Digitalis. Sehr zahlreiche kleine P-Zacken, frequente, unregelmäßige Kammerkontraktionen. Zeit ¹/₁₀ Sek.

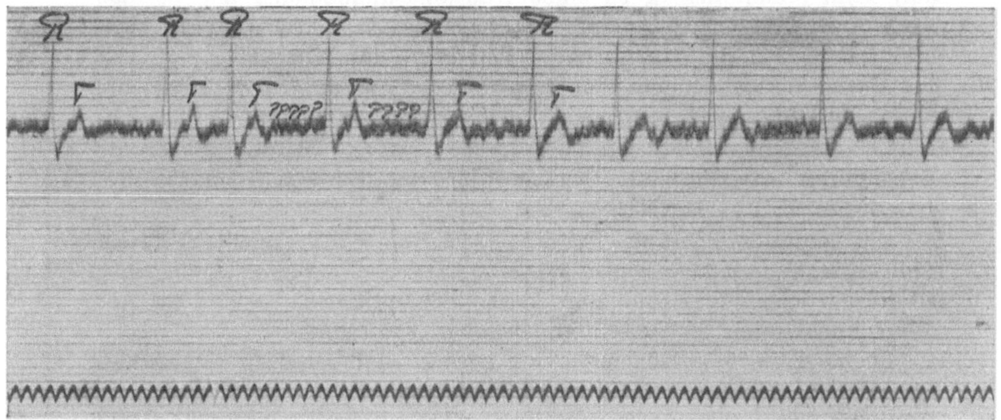

Abb. 30. Dasselbe nach 1,8 g Pulv. fol. digit. binnen 6 Tagen. Sehr zahlreiche kleine P-Zacken; Kammerkontraktionen seltener, noch immer unregelmäßig. Zeit ¹/₁₀ Sek.

Fällen, wo die Reizleitung durch das Hıssche Bündel scheinbar schon verzögert ist (die mikroskopisch-anatomische Untersuchung ergab hier schon zuweilen Veränderungen), oder die Reizbarkeit des Ventrikels

7*

abgenommen hat, muß man mit der Digitalis, sofern sie sonst indiziert ist, vorsichtig sein, wenn man nicht Gefahr laufen will, zu starke Verlangsamung oder andere Intoxikationserscheinungen zu verursachen.

Im allgemeinen ist es gleichgültig, auf welcher Basis das Vorhofsflimmern entstanden ist. Zweifellos werden die meisten Fälle bei Klappenfehlern — besonders bei Mitralstenose — und bei Myodegeneration auf arteriosklerotischer Grundlage angetroffen.

D. Paroxysmale Tachykardie.

Die Launenhaftigkeit dieser Erscheinung ist bekannt. Plötzlich, ohne irgendwelche Vorboten kommt es zum Anfall, der einige Minuten, Stunden, zuweilen sogar viele Tage anhält, um dann ebenso unerwartet plötzlich zu enden. Das Wohlbefinden ist während der Anfälle, soweit sie von kurzer Dauer sind, oft auffallend wenig gestört, in anderen Fällen fühlen die Patienten sich beengt und ernstlich unwohl. Bei langdauernden Anfällen können erhebliche Stauungserscheinungen auftreten. Wir müssen zugeben, daß wir vom Wesen der paroxysmalen Tachykardie nur sehr wenig wissen. Wo sitzt die Ursache? Im Herzmuskel oder im Herz-Nervensystem? Bei einer derartigen Launenhaftigkeit der Erkrankung und bei so geringer Kenntnis ihres Wesens ist die Therapie mangelhaft und schwierig zu beurteilen. Hört der Anfall nach einem oder dem anderen Mittel auf, dann nimmt man gern einen Kausalzusammenhang an, bis das nächste Mal die Herzfrequenz zur Norm zurückkehrt, während eben erst das Rezept für das gleiche Mittel geschrieben wird!

Auch die Suche nach dem Ursprungsort der abnormen Reize, die auch mit Hilfe der graphischen Untersuchungen noch nicht zum Abschluß gebracht wurde, hat noch keine besseren Handhaben für die Behandlung ergeben (nomotope und heterotope paroxysmale Tachykardie).

Die Digitalis-Therapie ist der Natur der Sache nach in diesem Fall schwierig zu bewerten. Meist bleibt ein deutlicher Erfolg aus. Es gibt jedoch noch Anhänger dieser Behandlung. Vaquez hat vor allem intravenöse Strophanthininjektionen empfohlen.

Ist auch die Wahrscheinlichkeit gering, daß Digitalis den Anfall unterbricht, so soll man doch, wenn Erscheinungen der Herzinsuffizienz auftreten, ohne allzu große Erwartungen zu hegen, gewiß das Mittel zur Stützung des Herzens anwenden.

E. Herzblock.

Die Benennung der Erkrankung nach Stokes-Adams beweist, daß schon früh der eigenartige Symptomenkomplex von sehr langsamem Puls mit Anfällen von noch stärkerer Pulsverlangsamung, mit Bewußtlosigkeit und epileptiformen Krämpfen den Ärzten aufgefallen war. Bei der bekannten pulsverlangsamenden Wirkung der Digitalis lag es nahe, daß man lange Zeit im Herzblock eine absolute Kontraindikation gegen Digitalis erblickte. Die Entdeckung des Hisschen Bündels und die bessere Kenntnis der Arhythmien haben uns aber eines anderen belehrt.

Die Frage: „Kann Digitalis bei diesem Zustand helfen?" ist in dieser allgemeinen Fassung nicht zu beantworten. Bei partiellem Block neigte man früher dazu, Digitalis ganz zu verwerfen, und tatsächlich sieht man danach zuweilen eine weitere Verschlechterung der Leitung. In anderen Fällen bessert sich die Leitung jedoch deutlich; nach eigenen Versuchen und denen van Egmonds (s. S. 49) muß dies einem direkten Einfluß auf das Hissche Bündel zugeschrieben werden. Auch bessere Coronardurchblutung und Verlangsamung der Vorhofskontraktionen kommen der Reizleitung zugut. Wir können daher im Einzelfall mit Digitalis nur tastend vorgehen. Edens hat nun auch hier gezeigt, daß weder Lebensalter, noch Dosis, noch Dauer der Anwendung, noch der Einfluß des Vagusdruckversuches auf die Leitung, noch der Erfolg einer Atropininjektion das Resultat der Digitaliswirkung voraussehen lassen.

Beim totalen Herzblock sind die Schwierigkeiten geringer. Verschlechterung der Leitung ist hier nicht mehr zu befürchten. Da Digitalis die Frequenz der automatisch schlagenden Kammern erhöhen kann, ist ein Versuch durchaus gerechtfertigt. Oft sieht man allerdings danach nicht die geringste Veränderung.

Der folgende Fall gibt ein Beispiel für die Digitaliswirkung bei totalem Herzblock:

v. B. 58 Jahre. Schlächter.

Seit 1 Jahr treten hier und da kurzandauernde Anfälle von Bewußtlosigkeit mit Zuckungen der Arme und Beine, gefolgt von Amnesie auf. In der Zwischenzeit ist der Puls sehr langsam, 22 p. M.; irgend nennenswerte Anstrengungen sind unmöglich. Eine sichere Ursache des Leidens ist nicht feststellbar; inwiefern ein Zusammenhang besteht mit einem Kopftrauma vor $1^1/_2$ Jahren, nach welchem Patient zu klagen begann, ist nicht zu entscheiden.

Der Herzblock geht aus dem hier wiedergegebenen Elektrokardiogramm hervor. Nach $3 \times 0,1$ Pulv. digitalis täglich während 6 Tagen ist die Vorhofsfrequenz auf $\pm$ 60 (vordem $\pm$ 70—80) abgesunken, während die Kammern $\pm$ 30 mal in der Minute schlagen.

Aus dem Elektrokardiogramm ergibt sich außerdem, daß der Kammerkomplex schmäler geworden ist, ein Zeichen, daß der Reiz in der Kammer schneller verläuft und die Systole sich in einer kürzeren Zeitspanne abspielt.

Hier und da traten Anfälle von Bewußtlosigkeit auf, während deren man einen schnellen Puls fühlte, der nicht registriert werden konnte.

Einem dieser Anfälle ist Patient plötzlich erlegen. Es konnte keine Obduktion vorgenommen werden.

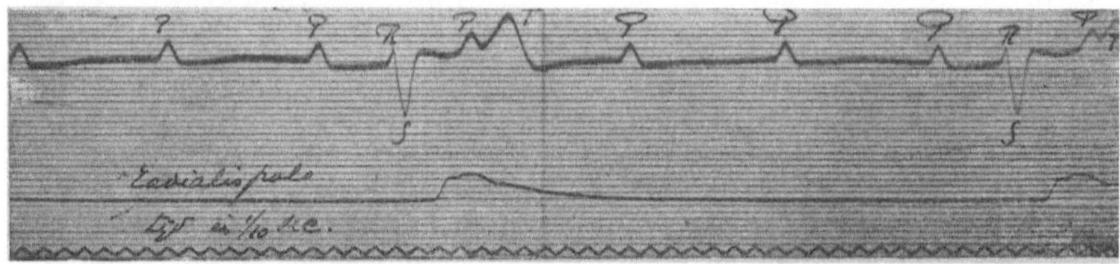

Abb. 31. Elektrokardiogramm, Abl. II und Radialispuls, vor Digitalis. Kammerkomplex 0,78 Sek. Ventrikelfrequenz 22 pro Min., Vorhofsfrequenz 75 pro Min.

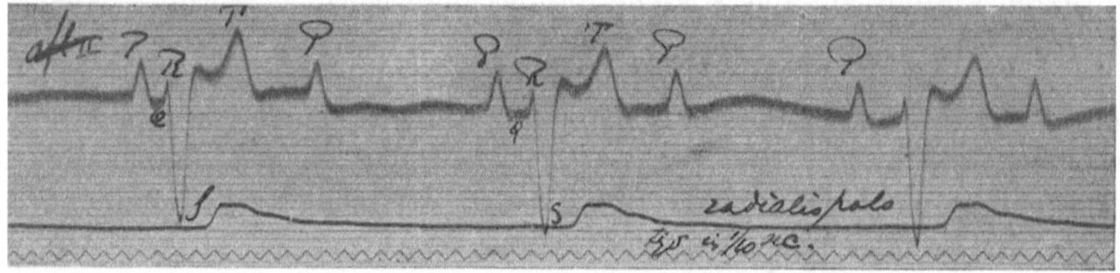

Abb. 32. Nach 6 Tagen Digitalis. Kammerkomplex schmäler (0,56 Sek.), Ventrikelfrequenz größer (30 pro Min.), Vorhofsfrequenz geringer (60 pro Min.)

F. Pulsus alternans.

Obwohl nicht zu den Unregelmäßigkeiten im engeren Sinne gehörig, muß diese Erscheinung, der Wechsel zwischen einem größeren und kleineren Puls bei ungestörtem Rhythmus, doch an dieser Stelle Erwähnung finden. Die in den letzten Jahren von den bekanntesten Herzkennern hierüber geführte Diskussion hat ergeben, daß wir noch keine richtige Vorstellung vom Wesen dieser Anomalie haben. Während man im allgemeinen dazu neigte, sie als Folge gestörter Contractilität des Herzmuskels zu betrachten und während hiermit übereinstimmend die meisten Autoren, unter andern MACKENZIE die Prognose dieser Patienten sehr schlecht stellten, hat sich WENCKEBACH vor einigen Jahren hiergegen gewandt. Eine Klärung der Frage ist noch nicht erfolgt. Da bisher die Diagnose fast nur mittels graphischer Methoden gestellt werden konnte, so war dieses Leiden für den praktischen Arzt von keinem besonderen Belang.

GALLAVARDIN hat jedoch gezeigt, daß man beim Blutdruckmessen dann, wenn die Manschette bis zu einer gewissen Manometerhöhe aufgeblasen wird, das Alternieren des Pulses sehr bequem fühlen und sehen kann. Man fühlt dann, daß der kräftigere Puls die Manschette passiert, während der kleinere noch unterdrückt wird. Diese Wahrnehmung war uns schon früher aufgefallen, ihre Bedeutung aber nicht nach ihrem Wert eingeschätzt worden. Zweifellos wird mit dieser einfachen Untersuchungsmethode der Pulsus alternans wesentlich häufiger erkannt werden als bisher. Besonders wo er bei Dekompensation mit hohem Blutdruck auftritt, liegt Anlaß zur Digitalisverordnung vor. Wir werden die Ergebnisse weiterer Untersuchungen abwarten müssen, um zu entscheiden, inwieweit der Pulsus alternans ohne Herzinsuffizienz, der gelegentlich vorkommen mag, auch eine Indikation für den Fingerhut bildet. Im Tierversuch glückt es fast immer, den Alternans bei Herzschwäche durch Digitalis zu beseitigen.

Die praktische Verordnung der Digitalis.

1. Kontraindikationen.

Im ersten Abschnitt dieses Kapitels wurde gezeigt, daß uns Digitalis in vielen Fällen ungenügender Leistung des Herzens im Stiche läßt. Da wir über andere zuverlässige Mittel nicht verfügen, wird man trotzdem häufig einen Versuch mit Digitalis machen. Nach Ansicht mancher Ärzte soll jedoch bei derartigen Fällen nach Digitalis Verschlimmerung der Erscheinungen vorkommen. Daher die lange Aufstellung von Kontraindikationen in einigen Lehrbüchern. Über viele dieser Kontraindikationen besteht jedoch durchaus keine Einstimmigkeit, und wir haben den Eindruck, daß es nur sehr wenige Krankheitszustände gibt, bei denen nach sachverständiger Digitalisverordnung wirklich schlimme Folgen auftreten können.

Es ist selbstverständlich, daß man von Digitalis sowie allen anderen Kardiotonicis absehen wird, sobald Beschleunigung und Kräftigung der Zirkulation mit Gefahr verbunden ist. Diese Möglichkeit kommt vor 1. wenn kurz zuvor eine Blutung stattgefunden hat. Man wird dann natürlich die Thrombusbildung zu fördern suchen, die durch Beschleunigung des Blutstroms jedoch beeinträchtigt wird.

Zur selben Gruppe der Kontraindikationen zählt auch die Apoplexie. Bei diesen Fällen werden wir naturgemäß selten ein Kardiotonicum verordnen. Die Verwendung beim Lungenbluten wurde bereits oben besprochen.

2. Drohen Embolien oder sind sie bereits aufgetreten, so ist damit eine zweite Kontraindikation gegen Digitalis gegeben. So wie man dem Patienten strenge Ruhe verordnet, wird man natürlich auch nicht durch Beschleunigung des Blutstroms die Gefahr der Loslösung von Thromben heraufbeschwören. Gegen diese Erwägungen läßt sich jedoch einiges einwenden. So wird beim Lungeninfarkt vielfach angenommen, daß Stauung in den Lungengefäßen seinem Auftreten Vorschub leistet. Man könnte demnach wohl daran denken, Digitalis zu verordnen. In derartigen Fragen kann nur die Praxis entscheiden. Aus ihr gewinnt man den Eindruck, daß Fingerhut hier keine Besserung, sondern sogar Verschlimmerung des Zustandes zur Folge hat. Demnach widerraten wir, Digitalis bei Lungeninfarkt zu verordnen.

Sind Symptome vorhanden, die auf eine Vergiftung durch vorausgegangene Digitalisbehandlung hinweisen, dann ist die Kontraindikation gegen das Mittel selbstverständlich. Schwieriger ist die Entscheidung, wenn wir Erscheinungen finden, wie man sie auch bei Digitalisintoxikation antreffen kann, ohne daß jedoch im betreffenden Fall das Mittel angewandt worden ist. Angenommen ein Patient bricht, hat Durchfälle oder eine Bigeminie des Pulses, so werden wir infolge dieser Symptome mit Digitalis sehr vorsichtig sein und bei der geringsten Verschlimmerung ihre Verabreichung einstellen. Absolute Kontraindikationen liegen hier jedoch nicht vor.

2. Objektive Symptome der Digitaliswirkung.

Schon WITHERINGS Abhandlung enthält eine meisterhafte Beschreibung der Erscheinungen, die der Arzt bei der Digitalisbehandlung der Herzinsuffizienz beobachtet.

Als objektivster Nachweis der Digitaliswirkung ist die Pulsverlangsamung zu betrachten. Im pharmakologischen Teil findet sich die Erklärung ihrer Entstehung. Nicht ausschließlich, jedoch besonders häufig tritt sie beim Pulsus irregularis perpetuus auf, wobei gewöhnlich der Puls regelmäßiger wird. Es fragt sich nun, wie weit die Verlangsamung gehen darf ohne die Gefahr des Auftretens von Vergiftungserscheinungen. Die Praxis lehrt, daß in solchen Fällen eine Pulsfrequenz von 60—70 in der Minute für den Kreislauf am günstigsten ist und daß man daher diese Frequenz möglichst erzielen und aufrecht erhalten soll.

Zu diesem Zweck müssen wir tastend die Digitalisdosis suchen, die diese Pulsverlangsamung zu erzielen vermag. Durch periodische Wiederholung der Behandlung glückt es dann oft lange, der unerwünschten Pulsbeschleunigung vorzubeugen (siehe das Kapitel über Dosierung).

Nicht immer jedoch sind wir in dieser glücklichen Lage. Liegt keine Arhythmia perpetua vor, so ist der Einfluß der Digitalis auf die Pulsfrequenz sehr verschieden und unsicher. Regelmäßige Tachykardien trotzen gewöhnlich hartnäckig all unseren Versuchen, die Verlangsamung zu erzwingen.

Zuweilen sieht man bei langdauernder Verordnung wohl etwas Herabsetzung der Frequenz, man kann jedoch nicht darauf rechnen, und es gibt kein Symptom, das uns den Erfolg voraussehen läßt. Man hat wohl gemeint, daß Erscheinungen erhöhter Vagusreizbarkeit, z. B. das Ergebnis des Vagusdruckversuchs, einen Fingerzeig geben könnten; praktisch ist das jedoch unsicher. Wie lange soll man nun mit Digitalis fortfahren, wenn keine Pulsverlangsamung auftritt? Wir müssen dann die anderen Symptome beachten, die die Digitaliswirkung begleiten.

So werden zwei der oft ganz im Vordergrund stehenden Insuffizienzerscheinungen, die Dyspnoe und die Cyanose, häufig bei Besserung der Zirkulation abnehmen und ganz schwinden. Ein Blick auf den Patienten läßt uns diese günstige Veränderung erkennen, Zählung der Atemfrequenz macht den Befund noch deutlicher.

Vielleicht noch wichtiger für die objektive Beurteilung der Digitaliswirkung ist die Diurese. Die enorme Wasserausscheidung, die auf die Anwendung des Fingerhuts bei Patienten mit kardialen Ödemen folgen kann, verblüfft uns immer wieder, so oft wir ihr begegnen. Auf WITHERING machte sie einen so tiefen Eindruck, daß er die Digitalis in erster Linie für ein Diureticum hielt. In der Einleitung sind zahlreiche Zitate aus seinem Buch wiedergegeben, aus denen hervorgeht, in wie hohem Maße er vor allem Fälle von Hydrops zur Digitalisbehandlung geeignet hielt.

Es herrscht Einigkeit darüber, daß eine Vermehrung der Wasserausscheidung nur dann auftritt, wenn zuvor infolge ungenügender Herzarbeit Flüssigkeitsretention bestand. Es ist mehr als zweifelhaft, ob auch Ödeme anderen Ursprungs durch Digitalis beeinflußt werden. Die Digitaliswirkung auf die Nierengefäße ist noch immer umstritten; aus der klinischen Erfahrung ergibt sich jedoch kein Anhalt dafür, daß der Fingerhut zu den eigentlichen Diureticis gehört.

Man hat früher angenommen, daß Blutdruckerhöhung nach Digitalis vorkommt, so daß die Tonometrie für die Beurteilung der Digitaliswirkung sehr wesentlich sei. Bei der Erörterung der Digitalisbehandlung der Arteriosklerose und Hypertonie wurde aber bereits das Unzutreffende dieser Ansicht auseinandergesetzt. Im allgemeinen neigt der systolische Blutdruck dazu, auf die Höhe zurückzukehren, die er vor dem Eintritt der Herzinsuffizienz inne hatte, während der diastolische Druck in der Regel sinkt. Es kommt daher häufig eine Zunahme des Pulsdrucks (Unterschied zwischen maximalem und minimalem Druck) vor. Es ist daher von einiger, wenn auch nicht überwiegenden Bedeutung, den Pulsdruck zu bestimmen (s. S. 77).

Zweifellos besitzen wir mit der graphischen Methode die Möglichkeit, objektiv die Digitaliswirkung nachzuweisen. In diesem für praktische Ärzte bestimmten Leitfaden kann hierauf jedoch nicht eingegangen werden, um so weniger, als die mancherlei beschriebenen Erscheinungen keineswegs alle der Kritik standhalten (s. S. 50).

3. Erscheinungen der Digitalisvergiftung.

Bei der verbreiteten und mannigfaltigen Anwendung der Digitalis ist die Kenntnis der durch sie verursachten Vergiftungserscheinungen unbedingt erforderlich. Obschon die Symptome den meisten Ärzten wohlbekannt sind, müssen sie doch nach Lage der Dinge hier kurz geschildert werden.

Gewöhnlich werden wir zunächst durch subjektive Symptome des Patienten darauf aufmerksam, daß die Grenze der therapeutischen Dosis erreicht ist: Appetitlosigkeit, Übelkeit und Brechen bei Herzkranken nach Digitalisgebrauch sind allgemein bekannt. Zweifellos werden diese Erscheinungen im wesentlichen zentral ausgelöst, und man muß das größte Mißtrauen gegenüber Präparaten hegen, von denen die Reklame behauptet, sie verursachten keine Magenbeschwerden. Ihr Einfluß auf das Herz wird dann sicher ebenfalls gering sein, jedoch besteht zwischen beidem keine feste Beziehung. Daraus, daß auch bei rectaler, intramuskulärer oder intravenöser Anwendung Erbrechen auftreten kann, ergibt sich, daß es nicht nur durch Reizung der Magenschleimhaut verursacht wird.

Es gibt kein Symptom, das uns ein mehr oder weniger frühzeitiges Erbrechen zuvor ankündigt. Nur die Tatsache vorangegangener Digitalismedikation kann hier die Diagnose leiten.

Nicht jedes Erbrechen nach Digitalis darf man ohne weiteres als Vergiftungserscheinung auffassen. Bei empfindlichen Personen kann der schlechte Geschmack des Mittels zuweilen schon dazu führen. Wechsel des Präparates oder Verabfolgung in Oblaten vermag oft abzuhelfen. In anderen Fällen liegt die Ursache in der Stauung der Bauchgefäße, und die Patienten brechen nicht nur nach Digitalis, sondern auch nach den Mahlzeiten oder nach Anwendung anderer Medikamente. Man muß demnach diese beiden Ursachen auszuschließen suchen und dabei daran denken, daß das Brechen infolge von Intoxikation zu einem beliebigen Zeitpunkt, unabhängig von der vorausgegangenen Verabfolgung des Mittels, auftreten kann. Ist die Magenstörung einmal als Vergiftungserscheinung erkannt, so zwingt sie uns, die Anwendung des Fingerhuts einzustellen.

Das für das Brechen Gesagte gilt in ähnlicher Weise auch für die Diarrhöe. Oft tritt sie nach den Magenerscheinungen auf; zuweilen stellt sie sich auch selbständig ein. Die lokale Reizung steht hier vielleicht mehr im Vordergrund als bei der Nausea.

Neben den Magen- und Darmsymptomen weisen zahlreiche cerebrale Beschwerden auf den zentralen Einfluß der Digitalis hin. So wird zuweilen über Kopfschmerz, Schwindel oder Ohrensausen geklagt, in einem Falle wurden Halluzinationen, Delirien und Amnesie als Digitalisfolgen beschrieben. Zweifellos liegt es am Zustande des Zentralnervensystems, welche der Erscheinungen auftreten. Auch hier ist von Vorboten keine Rede und es ist stets genau zu überlegen, ob ihr Auftreten die weitere Anwendung des Mittels verbietet.

Sehr wichtig ist die Erkennung der Vergiftungserscheinungen am Herzen selbst. Ihr Auftreten zwingt uns unmittelbar dazu, die Digitalisverordnung einzustellen. Bekanntlich werden folgende Erscheinungen als Beweis für die Vergiftung angesehen:

a) Bradykardie;

b) Bigeminie bzw. Polygeminie;

c) starke Pulsbeschleunigung.

Am frühesten und häufigsten wird die Bradykardie festgestellt.

Bei der Besprechung der für die Digitaliswirkung charakteristischen Erscheinungen wurde schon darauf hingewiesen, daß die Pulsverlangsamung eine der heilsamen Folgen der Digitalisanwendung ist. Die Grenze von 60 für die äußerste noch wünschenswerte Bradykardie ist willkürlich. Die Erfahrung lehrt, daß bei weiterer Darreichung die Pulsfrequenz noch geringer werden kann. Es können dann jedoch plötzlich bedenkliche Erscheinungen, wie Bigeminie oder plötzliche heftige Beschleunigung auftreten, die den Tod zur Folge haben können. Diese Pulsbeschleunigung wird man heutzutage bei unserer Kenntnis der Intoxikationserscheinungen zweifellos nur sehr selten zu sehen bekommen.

Anders steht es mit der Bigeminie. Diese Herzunregelmäßigkeit, die sich im paarweisen Auftreten der Kontraktionen äußert, tritt oft auf. Starke Bradykardie kann, aber braucht nicht vorauf zu gehen. Ihr Zustandekommen läßt sich ebensowenig wie das der verwandten Trigeminie und Polygeminie voraussagen. Die Untersuchungen von Edens haben gezeigt, daß weder der Zustand des Herzens noch der des Vagus oder Sympathicus eine genügende Erklärung gibt. Ob der von ihm festgestellte hohe Kalkspiegel im Blute seiner Patienten von allgemeiner Bedeutung ist, muß die Zukunft lehren; vorläufig ist der Befund nur von theoretischer Bedeutung. Selbst sehr kleine Digitalisgaben können schon zu Bigeminie führen, was dem weiteren Gebrauch des Mittels schwere Hindernisse bereiten kann (vgl. S. 115).

Nach einigen Autoren soll sich hie und da eine toxische Beeinflussung der Blutgefäße geltend machen, eine Erscheinung, die man auch im Tierversuch fand. Die Verminderung der Diurese, die zuweilen nach Digitalis auftritt, soll auf einer Kontraktion der Nierengefäße, infolge bei Sklerose erhöhter Reizbarkeit, beruhen. Ebenso sollen Beschwerden von Angina pectoris durch Kontraktion der Coronargefäße bei zu starker Digitaliswirkung zustande kommen. Die Bedeutung dieser Erscheinungen ist jedoch bei ihrer großen Seltenheit schwer abzuschätzen. Sie haben dazu geführt, daß bei Arteriosklerose und Schrumpfniere zur Vorsicht in der Dosierung geraten wurde.

Der folgende von Jarisch mitgeteilte Fall gibt ein Beispiel für diese Möglichkeit: Patient mit Aorteninsuffizienz und Schrumpfniere; bei den üblichen Digitalisdosen (3 × 0,1 pulv. fol. digit.) verminderte sich die Diurese, ohne daß Puls, Atmung, Stauungserscheinungen auf eine Zunahme der Herzinsuffizienz hingewiesen hätten; bei geringeren Dosen kam sofort eine gute Diurese zustande (S. 59).

Sichere, auf Digitalis zurückzuführende Fälle von Angina pectoris sind uns weder aus der Literatur noch aus eigener Erfahrung bekannt.

Man wird daher gut tun, diese Möglichkeit im Auge zu behalten; es liegt jedoch kein Grund vor, bei Patienten mit Arteriosklerose oder Schrumpfniere mit kleineren als den üblichen Dosen zu beginnen.

4. Dosierung.

Die Digitalisverordnung war nicht überall und zu allen Zeiten die gleiche. Zum Teil wegen der antipyretischen Wirkung, die man dem Fingerhut zuschrieb, wurden früher im allgemeinen große Dosen angewandt. Schon WITHERING teilt jedoch in seiner Abhandlung mit, die Erfahrung habe ihn im Laufe der Jahre gelehrt, daß große, schnell zu toxischen Erscheinungen führende Mengen zur Erzielung der gewünschten Wirkung keineswegs erforderlich sind.

Man erreicht das Verschwinden der Stauungserscheinungen auch ohne daß Brechen, Diarrhöe und Kopfschmerz vorausgehen. Trotzdem findet die energische Form der Digitalistherapie bis in unsere Zeit noch immer zahlreiche Anhänger und wird in vielen Ländern noch regelmäßig ausgeübt. In Frankreich sind Männer wie POTAIN und HUCHARD warm für die Anwendung hoher Dosen eingetreten; sie sind jedoch in ihren letzten Lebensjahren vorsichtiger geworden und zur Anwendung der gebräuchlicheren geringen Mengen übergegangen. In den angelsächsischen Ländern dagegen halten noch viele Ärzte an der heroischen Therapie fest. MACKENZIE ist wohl einer ihrer bekanntesten Verfechter, und besonders in den letzten Jahren werden auch in Amerika aufs neue Stimmen im selben Sinne laut. Bei dieser Art der Anwendung nimmt der Patient demnach innerhalb kurzer Zeit eine hohe Dosis Digitalis, wobei das Auftreten toxischer Erscheinungen keineswegs gefürchtet, sondern im Gegenteil für wünschenswert gehalten wird. Die Darreichung wird dann abgebrochen und erst nach 2—3 Wochen aufs neue aufgenommen.

Auf dem europäischen Festlande hat diese energische Digitalistherapie wenig Anhänger gefunden. Die Behauptung, erst das Auftreten von Nausea oder Diarrhöe beweise eine genügende Herzwirkung, ist zweifellos unrichtig. Eine bestimmte Beziehung zwischen der Wirkung auf das Brechzentrum und der auf das Herz (die doch sicher nicht nur auf zentraler Vaguswirkung beruht), ist in der Klinik (wo Früh- oder Reizungsbrechen und Spät- oder Intoxikationsbrechen nicht immer einfach zu unterscheiden sind) nicht festzustellen. Die tägliche Erfahrung lehrt, daß auch kleinere Dosen wirksam sind, und für die Unschädlichkeit großer Dosen für das Herz besitzen wir keine Garantie, selbst wenn weder Pulsunregelmäßigkeit, noch Beschleunigung auftritt.

In der medizinischen Klinik zu Utrecht ist die folgende Dosierungsmethode üblich, wie sie wohl auch die meisten holländischen Ärzte anwenden. An drei aufeinanderfolgenden Tagen wird 3 × 0,1 pulv. fol. digitalis gegeben, (zuweilen 3 × 0,15) und darnach 3 – 4 Tage ausgesetzt. Nötigenfalls wird dieser Zyklus mehrmals wiederholt. Sind nach den ersten 3 Tagen noch bedenkliche Erscheinungen vorhanden und noch keine Vergiftungssymptome zu erkennen, so ist die Fortsetzung der Digitalisbehandlung gestattet bis der Erfolg eintritt, oder die ersten toxischen Erscheinungen bemerkbar werden.

Zweifellos soll man sich bei der Digitalistherapie nicht an ein starres Schema halten. Die Dosierung muß sich dem augenblicklichen Grade der Dekompensation und den besonderen Umständen anpassen. Wir haben hier nur die Dosierung angegeben, die uns in Fällen deutlicher Herzinsuffizienz am erfolgreichsten scheint.

Wie schon erwähnt, geben manche Ärzte bei refraktären Fällen größere Digitalismengen, unter Überschreitung der Maximaldosis. In den letzten Jahren wird diese Methode u. a. von WENCKEBACH und FRASER befürwortet. Es ist fraglich, ob man auf diese Weise bessere Ergebnisse erzielt, als mit der allgemein üblichen Dosierung.

Gegenüber der akuten, schweren, stellt die chronische leichte Insuffizienz andere Anforderungen an die Behandlung. Auch die Frage, was zu geschehen hat, wenn gerade eine energische Digitalisbehandlung vorangegangen ist, ist zu erörtern. Es stehen uns verschiedene Wege offen. Zunächst kann man täglich während längerer Zeit, nötigenfalls monate- oder jahrelang, kleine Mengen geben. Wenn man dabei nicht über 0,15 pulv. fol. digitalis pro Tag steigt, scheint die Intoxikationsgefahr sehr gering zu sein, wie Fälle aus der Literatur und einige eigene Beobachtungen zeigen. So erhielt ein Patient innerhalb 8 Jahren schließlich 305 g des Mittels ohne nachteilige Folgen.

Vergiftungserscheinungen durch Kumulation sind bei dieser Methode naturgemäß nicht mit Sicherheit auszuschließen; die meisten Ärzte schlagen daher, wie wir, den anderen Weg ein, d. h. sie verordnen während einiger Tage mäßige Digitalisdosen und setzen dann einige Wochen aus. Individualisierung ist hier absolut erforderlich. Man muß die Dosis suchen, die bei dem Kranken dem Ausbruch der Insuffizienz vorbeugt. Im einen Fall wird die Anwendung von 0,02 bis 0,05 pulv. fol. digitalis während 3 Tagen hinreichend sein, in anderen Fällen muß man bis 0,1, 0,2 oder 0,3 steigen.

Diese schon von WITHERING empfohlene intermittierende Behandlung wurde von KUSSMAUL und NAUNYN stark befürwortet. Sie findet mit Recht mehr und mehr Eingang und wird mit Erfolg für alle möglichen Formen der Herzinsuffizienz angewandt. Gewöhnung an das Mittel ist nicht zu befürchten. Treten aus dem einen oder andern Grund schwere Insuffizienzerscheinungen auf, die höhere Dosen erfordern, so scheinen doch abnorm große Mengen kaum je nötig. Für die Digitalisdosierung bei subcutaner, intramuskulärer und intravenöser Anwendung wird auf das Kapitel über die Wahl der Präparate verwiesen.

5. Wahl des Präparates.

Lange Zeit hat man mit der Schwierigkeit, die in der inkonstanten Zusammensetzung der Digitalisblätter und der Unzuverlässigkeit der Wirkung liegt, gekämpft.

Schon WITHERING kannte diese Schwierigkeit und gab daher Vorschriften über die Jahreszeit, zu welcher die Blätter am besten gesammelt werden sollten und über die Art der Aufbewahrung. Auch bei Beachtung dieser Vorschriften wurde früher der Mangel nicht immer beseitigt. Man hat daher naturgemäß nach reineren Präparaten gesucht, um so mehr, nachdem die verschiedenen Digitalisglucoside gefunden waren. Seit den ersten Versuchen in dieser Richtung haben die Fabriken uns mit Mitteln überschwemmt. Das alles ist ausführlich im chemisch-pharmazeutischen Kapitel dargestellt. Unverkennbar ist durch die Einführung so vieler neuer Präparate große Verwirrung angerichtet worden. Statt ein Präparat zu verordnen, mit dessen Wirkung man in jeder Hinsicht vertraut ist, neigt man dazu, jedesmal ein anderes zu verwenden; die Folge ist Unsicherheit in der Dosierung und in der Beurteilung der Resultate. Teilweise als Reaktion hiergegen ist denn auch in den letzten Jahren die Neigung zur Rückkehr zum alten galenischen Präparat, das doch alle wirksamen Bestandteile enthält, unverkennbar.

Die Möglichkeit, heute geeichte Digitalisblätter verwenden zu können, bedeutet zweifellos einen Fortschritt. Man erwarte jedoch nicht, daß damit eine feste Formel für die Dosierung beim Menschen gegeben ist. Die Reaktion des kranken Herzens auf ein Digitalispräparat von bekannter Stärke wird immer variabel sein, so daß eine individuelle Therapie genau wie früher unbedingt erforderlich bleibt und alles Schematisieren von Übel ist. EDENS geht selbst so weit, die Wertbestimmung für die Behandlung des kranken Menschen für belanglos zu halten. Dies scheint uns übertrieben, da wir jedenfalls doch Präparate in die Hand bekommen, die an einem, mit dem gesunden menschlichen Herzen wenigstens einigermaßen vergleichbaren Organ geeicht sind. Es bedeutet das doch einen Fortschritt gegenüber der Verwendung von Präparaten, von deren Wirksamkeit man gar nichts weiß.

Es dürfte auf der Welt keinen Kliniker geben, der über alle die zahlreichen, in den letzten 20 Jahren auf den Markt geworfenen Digitalismittel ein eigenes Urteil besitzt. Die Eigenschaften eines Medikaments wie des Fingerhuts lernt man erst nach langdauernder

Anwendung gut kennen und man soll seinen Patienten gegenüber nicht die Verantwortung übernehmen, immer wieder neue Versuche mit anderen Mitteln zu machen. Hat man einmal ein gutes Präparat und kennt es durch und durch, dann wird man damit wahrscheinlich mehr erzielen, als mit einem anderen, vielleicht an sich ebenso guten Medikament, dessen besondere Eigenschaften uns fremd sind. Daher die Eigentümlichkeit, daß die meisten Ärzte das von ihnen angewandte Präparat als das beste empfehlen und man in der Literatur andauernd auf Mitteilungen stößt, in denen der Autor laut das Lob des von ihm verwandten Mittels singt.

Eine Anleitung zur Auswahl des Digitalispräparates kann daher nur subjektiv sein, und unser Urteil gründet sich auf die von uns im Lauf der Jahre mit Digitalis erzielten Resultate. Vorzugsweise verordnen wir noch immer das ursprüngliche Mittel pulv. foliorum digitalis, das man jetzt geeicht beziehen kann. Unserer Ansicht nach erzielt man damit konstante und günstige Resultate.

Das im klinischen Teil dieses Leitfadens Gesagte bezieht sich demnach auf das Pulver. Im allgemeinen wird es von den Patienten ohne Beschwerden eingenommen. Unter Umständen kann man es in Oblaten nehmen lassen. Die Maximaldosis ist 0,15 pro dosi, 0,5 pro die[1]).

In der übergroßen Mehrzahl der Fälle kommt man demnach mit dem Digitalispulver aus. Durch abgestufte Dosierung kann man je nach dem augenblicklichen Bedürfnis eine schwache oder stärkere Wirkung erzielen. Hie und da findet man aber auch Patienten, die das Digitalispulver schlecht vertragen und selbst bei sehr kleinen Dosen über Magenstörungen klagen. In andern Fällen will man, besonders aus psychischen Gründen, das Präparat wechseln. Die Auswahl von Medikamenten, die uns dann zur Verfügung steht, ist wie bereits gesagt, erheblich. All diesen Mitteln werden von denjenigen, die sie regelmäßig anwenden, gute Eigenschaften zugeschrieben. Man kommt daher der Wahrheit wahrscheinlich am nächsten, wenn man sagt, daß mit ihnen allen eine gute Digitaliswirkung zu erreichen ist, und daß sie sich in ihrer Wirksamkeit wenig unterscheiden. Es ist daher nicht motiviert, ein Präparat wesentlich mehr als das andere zu empfehlen. Allerdings ist es ratsam, falls man neben dem pulv. fol. digitalis noch ein anderes Mittel in Reserve halten will, dann ein und dasselbe Präparat zu verwenden, um seine Eigenschaften möglichst gut kennen zu lernen.

Über die Eigenschaften des infusum fol. digitalis ist im pharmazeutischen Teil ausführlich berichtet worden. Es ergibt sich daraus, daß alle wirksamen Bestandteile des Fingerhuts in das Infus übergehen, so daß man damit befriedigende Ergebnisse erzielen kann

---

[1]) In Deutschland 0,2 und 1,0.

(s. S. 32). Es wurde dort auch bereits darauf hingewiesen, daß nach genauen Untersuchungen die Furcht vor schnellem Verderben, die manche Ärzte von dieser Verordnung zurückhält, übertrieben wird. Andererseits sind im Vergleich zum Pulver mit der Infusverordnung keine Vorteile verbunden. Nur recht selten wird man Patienten finden, die nach Pulver Magenbeschwerden bekommen, dagegen das Infus gut vertragen. Angenehm ist die Möglichkeit, es als Klysma anzuwenden. Die Maximaldose für das Infus ist (in Holland, nicht in Deutschland) 0,5 pro dosi, 2,0 pro die. Bei der Festsetzung dieser Maximaldosis hat man offenbar angenommen, daß nur ein Teil der wirksamen Bestandteile des Blattes in das Infus überginge. Wir sahen aber (S. 32), daß alles in das Infus übergeht. Im Hinblick hierauf erscheint die erwähnte Maximaldosis zu hoch (s. u.).

Von der tinctura digitalis kann etwa dasselbe gesagt werden wie vom Infus. Besonders in England und Amerika wird sie viel angewandt, und man ist mit den Resultaten zufrieden. Wir verfügen nicht über genügend eigene Erfahrungen, um ein Urteil abgeben zu können. Die Maximaldosis der Tinktur ist (auch in Deutschland) 1,5 pro dosi, 5,0 pro die. Da die Tinktur 1 : 10 angesetzt wird, so läßt sich die Dosierung bequem von dem über das Pulver Gesagten ableiten. Talma hat oft das Acetum digitalis verschrieben. Eigene Erfahrungen mit diesem Mittel haben wir kaum. Von manchen Seiten wird über seine Inkonstanz geklagt, auch soll es schnell zu Magenbeschwerden führen. Das Mittel findet in letzter Zeit weniger Anwendung (s. S. 35).

Von den Fabrikpräparaten ist wohl Digalen das (in Holland) verbreitetste. Seit seiner Einführung durch Cloëtta hat es einen wahren Siegeszug durch die Ärztewelt gemacht. Als Vorteile des Präparates werden genannt: wenig Magenstörungen, schnelle Aufnahme und Ausscheidung, so daß die Gefahr der Kumulation[1]) geringer sei. Möglichkeit subcutaner[2]) oder intravenöser Anwendung. Diese letztere Eigenschaft ließ das Digalen s. Z. als einen Gewinn für unseren Arzneimittelschatz erscheinen. Dieser Punkt wird jedoch noch näher besprochen werden. Im übrigen hat sicher auch eine geschickte Reklame der Fabrik dazu beigetragen, daß das Mittel besonders anfänglich eine so günstige Aufnahme fand. Auch in der Kinderpraxis ist es durch seine bequeme Dosierbarkeit ein beliebtes Medikament geworden.

In den letzten Jahren, während des Krieges und nachher, hatten wir und auch andere Ärzte den Eindruck, daß man sich auf das Mittel nicht mehr so sicher verlassen kann wie früher. Zuweilen schienen höhere Dosen nötig, um eine ausreichende Digitaliswirkung zu er-

---

[1]) Jedoch S. 81 wo die Unrichtigkeit dieser Auffassung dargelegt ist.
[2]) Infolge des Glyceringehaltes reizt es jedoch bei subcutaner Injektion.

zielen. Andere Male traten unangenehme Magenbeschwerden auf. Man tut gut, diesen an verschiedenen Stellen gemachten Erfahrungen Rechnung zu tragen. Wie bekannt, beträgt die übliche Dosis 3 $\times$ täglich 15 Tropfen, was entsprechend dem auf S. 37 Gesagten 0,08 Blätterpulver pro Tag entspricht.

Wir sehen hieraus, daß beim Digalen wie beim Infus die Resultate der pharmakologischen Untersuchung und die der klinischen Erfahrung voneinander abweichen. Hier harren noch Fragen der Lösung. Solange diese nicht gefunden ist, müssen wir uns bei der Dosierung an die Empirie halten, die die in diesem Kapitel erwähnten Dosen als die zweckmäßigsten erscheinen läßt.

Die hier aufgezählten Vorzüge des Digalens gelten mehr oder minder auch für die anderen Digitalispräparate des Handels. Wir verfügen jedoch nicht über genügend eigene Erfahrung, um ein Urteil über diese Mittel, wie Digipurat, Digifolin, Digipan, Digitalon, Digistrophan, Dialysatum digitalis Golaz und Bürger abzugeben (s. S. 37 des pharmazeutischen Teils). Die Literatur enthält zahlreiche Mitteilungen darüber, daß sie Digitaliswirkung besitzen.

Ein Wort noch über das besonders in den letzten Jahren warm empfohlene Verodigen, die Gitalinfraktion der Blätter. Schon die Tatsache, daß Krehl es nach 5 jähriger Anwendung in seiner Klinik empfahl, bürgt für gute therapeutische Eigenschaften. Auch hier soll die vollständige schnelle Resorption und die Seltenheit von Verdauungsstörungen gegenüber der Digitalis selber ein Vorzug sein. Nach unseren eigenen, noch sehr beschränkten Erfahrungen, die sich mit denen anderer Ärzte decken, war die angegebene Dosis von 0,8 mg (die 100 mg pulv. fol. digitalis entsprechen soll) dann und wann zu hoch, so daß toxische Erscheinungen auftraten. Aus der Klinik von de la Camp liegt jedoch eine Mitteilung vor, nach der in manchen Fällen gerade die Verordnung größerer Mengen empfohlen wird. Aus dieser Verschiedenheit der Ansichten ergibt sich wieder, wie schwierig sich klinische Therapie beurteilen läßt.

Digitaline cristallisée Nativelle. Diese Substanz wird in Frankreich von vielen Ärzten regelmäßig verwandt, besonders seit der warmen Empfehlung durch Huchard, den ausgezeichneten Kenner der Herzkrankheiten. Da dieses Präparat auch in Holland von manchen Ärzten verordnet wird, so folge eine kurze Besprechung.

Die pharmazeutischen Eigenschaften sind in dem einschlägigen Kapitel besprochen (s. S. 15—17). Das Präparat wird gewöhnlich wegen seiner konstanten therapeutischen Wirkung gerühmt. Diese ist auch der Grund für Huchards Empfehlung gewesen. Es ist mit Schmiedebergs Digitoxin identisch, aber die Handelspräparate sind nach Cloëtta nicht konstant. Die lange Dauer der Nachwirkung verlangt vom behandelnden Arzt mit Rücksicht auf die

Kumulationsgefahr große Vorsicht. Auch die starke Gefäßwirkung des Digitoxins ist bei der Anwendung der digitaline cristallisée zu beachten.

Es wurde bereits genügend darauf hingewiesen, wie wichtig es nach unserer Ansicht ist, sich möglichst an ein und dasselbe Präparat eines Arzneimittels zu halten; beim Fingerhut zunächst an pulvis foliorum digitalis oder das Infus. Wenn wir noch einzelne andere Präparate nannten, taten wir es, weil psychische Gründe wohl gelegentlich einen Wechsel nötig machen können. Besonders haben wir die digitaline Nativelle wegen ihrer großen Verbreitung in Frankreich hier angeführt. Wer das Mittel aber verschreiben will, beachte unsere Bemerkungen über das Digitoxin.

Die französische Pharmakopöe (Codex) enthält eine Lösung von „digitaline" 1 : 1000, ein Pulver 1 : 100 und „granules" mit je $^1/_{10}$ mg. Gewöhnlich wird in Frankreich die Lösung 1 : 1000 verschrieben, von der 1 g (50 Tropfen) mit 1 mg Digitoxin einigermaßen in seiner Wirkung mit 1 g pulv. fol. Digitalis vergleichbar ist. In den französischen Büchern ist die Dosierung dieser Lösung gewöhnlich in Tropfen angegeben. Bei einem so stark wirkenden Mittel wie der digitaline sollten wir statt dessen lieber verdünntere Lösungen verschreiben (so daß z. B. 15 ccm 0,1 mg digitaline entsprechen).

6. Strophanthus.

Die Strophanthuspräparate gewannen klinische Bedeutung, seit Fraser sie 1885 in der Royal Society zu Edinburgh auf Grund ihrer pharmakologischen Eigenschaften für die Behandlung Herzkranker empfahl. Binnen kurzem erschienen daraufhin zahlreiche Veröffentlichungen über das neue Mittel, das bald Gemeingut der Ärzte wurde.

Nachweislich besteht kein prinzipieller Unterschied zwischen Strophanthus- und Digitaliswirkung. Im Tierversuch sieht man unter dem Einfluß der beiden Stoffe dieselben Veränderungen der Herztätigkeit auftreten; doch verschwinden sie nach Strophanthus infolge von deren kürzerer Nachwirkung eher als nach Digitalis. Auch die Intoxikationserscheinungen sind die gleichen wie beim Fingerhut.

Obschon Strophanthus zweifellos ein kräftiges Kardiotonicum ist, ist seine Anwendung doch mit einigen Schwierigkeiten verbunden, die dem allgemeinen Gebrauch an Stelle des Fingerhuts im Wege standen und teilweise noch stehen. Die verschiedenen Strophanthustinkturen sind zunächst von sehr verschiedener Wirksamkeit. Da man außerdem noch eine teilweise Zersetzung der Substanz im Magen annimmt, so ist die große Inkonstanz der Wirkung verständlich. Die von einigen Fabriken eingeführte Eichung hilft diesen Schwierigkeiten nur teilweise ab (s. S. 78).

Bei der üblichen Dosierung (z. B. 3 × tägl. 5 Tropfen) wirkt die tinctura strophanthi schwächer als die Digitalistinktur. Es ist daher nicht erstaunlich, daß im allgemeinen wenig über Vergiftungserscheinungen geklagt wird. Auch die geringere Kumulation soll dazu beitragen.

Wünscht man demnach eine schwache Digitaliswirkung, so kann man zur Not Strophanthus in kleinen ungefährlichen Dosen anwenden. Dasselbe kann man jedoch zuverlässiger auch mit kleinen Digitalismengen erreichen. Bedarf das Herz einer kräftigen Stütze, so läßt nach unserer sowie nach der Erfahrung vieler anderer· Untersucher die Strophanthustinktur infolge ihrer Unbeständigkeit oft im Stich. (Die intravenöse Anwendung des reinen Strophanthins bleibt hier unberücksichtigt.)

Wird Digitalis schlecht vertragen, oder will man aus anderen Gründen das Präparat wechseln, so kann Strophanthus gute Dienste tun. Im übrigen verdient unseres Erachtens Digitalis im allgemeinen den Vorzug. Bleibt sie unwirksam, so ist nach unserer Ansicht auch von der tinctura strophanthi nichts mehr zu erwarten. Ein Versuch ist in solchen Fällen aber doch gerechtfertigt, um so mehr, als einzelne Ausnahmen von dieser Regel beschrieben wurden.

Seit den Zeiten Oppolzers und Traubes war die Kombination von Chinin mit Digitalis üblich, obwohl es paradox schien, in der Therapie zwei auf das Herz antagonistisch wirkende Stoffe zusammen zu verschreiben. Untersuchungen der letzten Jahre, zu denen besonders Wenckebach den Anstoß gab, zeigten jedoch, wie gut diese älteren Ärzte — unter ihnen in Holland besonders Pel — beobachtet hatten. Wir wissen jetzt, daß Chinin und das nahe verwandte Chinidin bei hyperkinetischen Zuständen des Herzmuskels (paroxysmale Tachykardie, Extrasystolie, Vorhofstachysystolie, Vorhofsflimmern) hemmend wirken und manchmal diese Unregelmäßigkeiten zum Verschwinden bringen können. Da bekanntlich die Digitalis bei manchen Personen das Auftreten dieser Arhythmien, besonders der Extrasystolien, fördert, so verstehen wir jetzt, daß kleine Dosen Chinin (z. B. 0,5 pro die) dem Auftreten dieser unangenehmen Nebenwirkungen vorbeugen können.

7. Subcutane, intramuskuläre und intravenöse Anwendung von Digitalis- und Strophanthuspräparaten.

Im letzten Jahrzehnt ist die intravenöse Einspritzung der verschiedensten Arzneimittel mehr und mehr in Anwendung gekommen. Einerseits beabsichtigt man damit, das Medikament schnell und in hoher Konzentration an seinen Bestimmungsort zu bringen, andererseits sucht man damit die Möglichkeit der Zersetzung im Magen- und Darmkanal zu vermeiden. Es ist fraglich, ob diese Ansicht immer richtig ist. Es liegt kein Beweis dafür vor, daß die Wirkung eines Arzneimittels bei Zufuhr per os genau die gleiche ist wie bei intravenöser Injektion. Da außerdem die Ausführung regelmäßiger intravenöser Injektionen in der täglichen Praxis für viele Ärzte mit Schwierigkeiten verbunden ist, so wird man sich verständigerweise im allgemeinen an die gebräuchliche Art der Medikation halten und für die Einspritzung in die Adern bestimmte Indikationen fordern. Für die Digitalis sind es die folgenden: 1. Akute schwere Herzinsuffizienz, die sofortiger Hilfe bedarf; 2. Unbekömmlichkeit des Medikaments bei Zufuhr per os.

Im ersteren Fall werden wir bei innerem Gebrauch des Mittels oft zu spät kommen, da infolge starker Stauung im Pfortadersystem die Resorption aus dem Darmkanal verzögert ist. Da die Digitaliswirkung gewöhnlich erst nach 24—48 Stunden in die Erscheinung tritt und dieser Termin sich in solchen Fällen zweifellos noch weiter hinausschiebt, so müssen wir, wo es sich um Stunden handelt, die Digitalissubstanzen auf andere Weise in den Körper bringen, um unser Ziel zu erreichen. Es ist tatsächlich erstaunlich zu sehen, wie eine intravenöse Injektion hier in kürzester Zeit das Bild verändert und den scheinbar verlorenen Patienten am Leben erhält.

Die zweite Indikation liegt vor, wenn der Zustand eines Patienten uns nötigt, Digitalis zu geben, alle erprobten Präparate jedoch, auf die übliche Weise angewandt, Erbrechen hervorrufen. Es bleibt uns dann tatsächlich nichts anderes übrig als die parenterale Zufuhr. Wir können beinahe alle Digitalisfabrikpräparate zu diesem Zweck verwenden, soweit sie in steriler Lösung geliefert werden.

So spritzt man 1—2 ccm Digalen ein (den wirksamen Bestandteilen von 0,04—0,08 Blätterpulver entsprechend) und wiederholt dies am selben Tag 1—2mal.

Digalen und die anderen Fabrikpräparate kann man auch intramuskulär einspritzen, manche auch subcutan. Wegen der Möglichkeit schmerzhafter Schwellungen bei der letzteren Anwendungsart, verdient — besonders beim Digalen — die intramuskuläre Injektion den Vorzug.

Die meisten Mitteilungen über günstige Erfolge der intravenösen Therapie beziehen sich jedoch auf Strophanthin, sei es das amorphe Strophanthin aus Stroph. Kombé (Boehringer) oder krystallisiertes Strophanthin (Thoms) aus Strophanthus gratus, das g-Strophanthin oder Ouabain. Beide Präparate werden in den letzten Jahren mehr und mehr angewandt.

Mit Strophanthin läßt sich tatsächlich oft eine sehr schnelle Wirkung erzielen. Bekanntlich muß man bei dieser heroischen Therapie aber sehr vorsichtig sein, wenn man unangenehme Folgeerscheinungen vermeiden will. Zahlreiche akute Todesfälle sind beschrieben worden.

Vor allem muß man sich an die Regel halten, niemals intravenös Strophanthin zu injizieren, falls innerhalb der vorangegangenen Woche Digitalis in irgend einer Form gegeben worden ist. Die lange Nachwirkung der Digitaliskörper und die Beobachtung von Todesfällen bei Außerachtlassung dieser Vorsichtsmaßnahme haben zur Aufstellung dieser Regel geführt. Eine weitere Untersuchung über die Art der Erkrankungen, bei denen plötzliche Todesfälle nach Strophanthin beobachtet wurden, ergab, daß Fälle von chronischer Nephritis mit Hypertonie, Perikarditis, akute Myokarditis, Angina pectoris und Morbus Basedow für diese Art der Behandlung sich nicht eignen. Man muß diese Leiden daher als Kontraindikationen für die intravenöse Strophanthintherapie betrachten. Sie bleibt demnach vor allem für akute Herzinsuffizienz bei Klappenfehlern und Myodegeneratio vorbehalten, sofern innerhalb 7 Tagen zuvor keine Digitalis angewandt wurde.

Die Dosis für Strophanthin oder Ouabain ist bei intravenöser Anwendung $^1/_4$—$^1/_2$ mg; es kann an 3—4 aufeinanderfolgenden Tagen gegeben werden. Danach macht man mindestens 10 Tage Pause.

In letzter Zeit wurden noch einige weitere Indikationen für die intravenöse Digitalis- resp. Strophanthintherapie aufgestellt, worüber sich aber ein endgültiges Urteil noch nicht abgeben läßt. Hierhin gehört in erster Linie die Herzinsuffizienz mit langsamem Puls. Bei der gebräuchlichen Anwendung per os ist zu befürchten, daß sie sehr schnell zu übermäßiger Bradykardie und anderen toxischen Erscheinungen führt, so daß man von dieser Anwendungsart absieht. Man nimmt nun an, daß die Digitalis bei intravenöser Anwendung schnell eine hohe Konzentration im Blut erreicht und damit irgendwie einen anderen Einfluß auf den Herzmuskel hat, wobei die Verstärkung der Systole in den Vordergrund tritt, während die Pulsverlangsamung weniger belangreich ist. Besonders EDENS glaubt dies beobachtet zu haben. Die Verantwortung für die Richtigkeit dieser Feststellung müssen wir diesem Autor überlassen. Entsprechende Überlegungen gelten auch für die intravenöse Digitalisinjektion bei Infektionskrankheiten, die ebenfalls in letzter Zeit von verschiedenen Seiten empfohlen wurde. Die Anzahl der Fälle aus der Literatur, wo diese Indikation in überzeugender Weise bestand, ist noch zu gering, um schon jetzt eine allgemeine Empfehlung zu erlauben. Zweifellos muß man mit derart intensiven Behandlungsmethoden vorsichtig sein, um das bei Infektionskrankheiten in Mitleidenschaft gezogene Herz nicht noch weiter zu schädigen.

Schließlich wollen viele Untersucher in den letzten Jahren Anfälle von paroxysmaler Tachykardie durch intravenöse Strophanthininjektionen kupiert haben. Besonders äußert sich der bekannte französische Kliniker VAQUEZ in seinem kürzlich erschienenen Buch über Herzkrankheiten günstig über das Ouabain. Die guten Erfolge dieses sehr erfahrenen Autors sollten uns in hartnäckigen Fällen an diese Therapie denken lassen. Es ist aber sehr schwierig, sich bei diesem launenhaften Leiden ein zutreffendes Urteil über die Erfolge der Behandlung zu bilden. Diese Frage wurde schon in dem Kapitel über die Indikationen der Digitalis besprochen. Im Laufe der Zeit wurde eine sehr große Anzahl Mittel empfohlen, die imstande sein sollen, den Anfall zu unterbrechen. Die Enttäuschungen blieben nie aus. Wir erinnern uns eines Patienten mit einem Anfall von paroxysmaler Tachykardie, bei dem alle möglichen Mittel schon versucht worden waren. Er sollte gerade eine intravenöse Strophanthininjektion erhalten und die Nadel der Spritze berührte schon die Haut, als der Anfall aufhörte. Eine Minute später hätten wir den Erfolg dem Strophanthin zugeschrieben. Wir werden daher größere Erfahrung abwarten müssen, bevor wir ein Urteil fällen.

Literatur des klinischen Teils.

(Nur zusammenfassende Abhandlungen und einige Arbeiten aus der letzten Zeit sind aufgeführt.)

A. W. Meyer: Digitalistherapie. 1912.
Edens: Digitalisbehandlung. 1916.
Sahli: Herzmittel. Verhandl. d. dtsch. Kongr. f. inn. Med. 1901.
A. Fränkel: Digitalistherapie. Ergebn. d. inn. Med. Bd. I. 1908.
Jarisch: Digitalistherapie. Ergebn. d. ges. Med. Bd. II. 1921.
Brugsch: Digitalistherapie. Dtsch. med. Wochenschr. 1919.
Harris: Influence of digitalis on the Heartbeat. Quart. journ. of med. V. 13. 1919—20.
Wenckebach: Effects of digitalis on the human. Heart. Brit. med. journ. 1910.
Wenckebach: Unregelmäßige Herztätigkeit. 1914.
Manquat: Traité de Thérapeutique. T. III. 1920.
Huchard: Traité des Maladies du Coeur. 1899.
Vaquez: Maladies du Coeur. 1921.
Lewis: Mechanism and Registration of the Heartbeat. 1920.
Mackenzie: Diseases of the Heart. 1918.
Pel: Hartziekten. 1920.
Romberg: Herzkrankheiten. 1921.
Edens: Klin. Wochenschr. 1922.

Digitalis bei Gesunden.
A. Fränkel: Münch. med. Wochenschr. 1905.

Digitalis bei Aorteninsuffizienz.
Attinger: Schweiz. med. Wochenschr. 1921.

Digitalis und Blutdruck.
Potain: La tension artérielle chez l'homme. 1902.
Gallevardin: La tension artérielle en clinique. 1920.
Lang und Manswetowa: Dtsch. Arch. f. klin. Med. Bd. 94. 1908.
Harris: Lancet. 1921.

Digitalis bei Urämie.

Volhard: Nierenerkrankungen. 1918.
Guggenheimer: Dtsch. med. Wochenschr. 1919.

Digitalis bei Infektionskrankheiten und Pneumonie.

Focke: Zeitschr. f. klin. Med. Bd. 86. 1918.
Pässler: Dtsch. Arch. f. klin. Med. Bd. 64. 1899.
v. d. Velden: Zentralbl. f. Herz- u. Gefäßkrankh. 1920.
Stone: Americ. journ. of the med. sciences. 1922.
Cohn and Jamieson: Journ. of exp. med. V. 25. 1917.

Digitalis und unregelmäßiger Puls.

Siehe besonders Edens l. c. und Wenckebach l. c.

Fahrenkamp: Dtsch. Arch. f. klin. Med. Bd. 120. 1916.
Freund: Dtsch. Arch. f. klin. Med. Bd. 106. 1912.
D. Gerhardt: Dtsch. Arch. f. klin. Med. Bd. 118. 1915.

Einfluß der Digitalis auf das Elektrokardiogramm.

Pardee: Journ. of the Americ. med. assoc. 1920.
Harris: Lancet. 1918.
Cohn, Fraser and Jamieson: Journ. of exp. med. V. 21. 1915.

Digitalis und Diurese.

Krehl: Dtsch. Arch. f. klin. Med. Bd. 128. 1919.
Jahrisch: Berl. klin. Wochenschr. 1919.
Romberg: Münch. med. Wochenschr. 1913.

Digitalisdosierung.

Pardee: New York med. journ. a. med. record. 1919.
Eggleston: Journ. of the Americ. med. assoc. 1920.
West und Pratt: Journ. of the Americ. med. assoc. 1920.
Naunyn: Therapie d. Gegenw. 1899.
Kussmaul: Therapie d. Gegenw. 1900.
Einhorn: Volkmanns Samml. klin. Vorträge. 1901. Nr. 312.

Präparate.

Veiel: Digalen. Münch. med. Wochenschr. 1906.
Kottmann: Digalen. Zeitschr. f. klin. Med. Bd. 56. 1905.
Veiel Digipurat. Münch. med. Wochenschr. 1910.
Straub und Krehl: Verodigen. Dtsch. med. Wochenschr. 1919.
Caesar: Verodigen. Dtsch. Arch. f. klin. Med. Bd. 134. 1920.

Intravenöse Strophanthininjektionen.

A. Fränkel: Münch. med. Wochenschr. 1912.
Rahn: Dtsch. Arch. f. klin. Med. Bd. 133. 1920.
Cheinisse: Presse méd. 1921.
Daniélopolu: Presse méd. 1921.